DERNIÈRE MALADIE ET MORT

DU

R. P. F. MARIE-AUGUSTIN

de l'Ordre des Frères-Prêcheurs

DE LA PROVINCE D'AQUITAINE DE L'IMMACULÉE-CONCEPTION

DIRECTEUR DU ROSAIRE PERPETUEL.

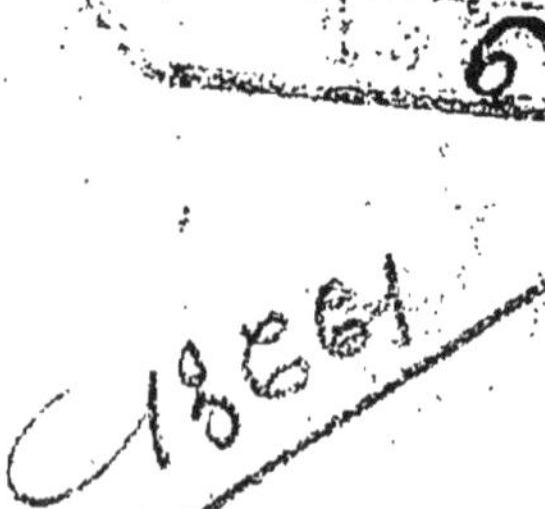

LYON,
LIBRAIRIE CHRÉTIENNE DE BAUCHU ET Cie
Place Bellecour, 6

1862

DERNIÈRE MALADIE ET MORT

DU

R. P. MARIE-AUGUSTIN

Roanne. — Imp. Ferlay.

DERNIÈRE MALADIE ET MORT

DU

R. P. F. MARIE-AUGUSTIN

de l'Ordre des Frères-Prêcheurs

DE LA PROVINCE D'AQUITAINE DE L'IMMACULÉE-CONCEPTION

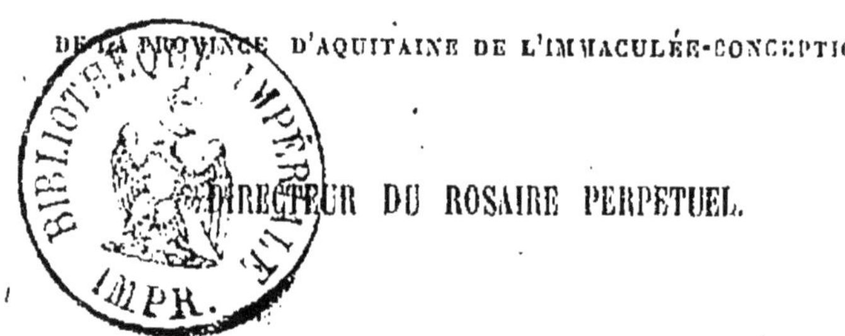

DIRECTEUR DU ROSAIRE PERPETUEL.

LYON,
LIBRAIRIE CHRÉTIENNE DE BAUCHU ET Cie,
Place Bellecour, 6.

1862

IMPRIMATUR :

Lyon, le 14 octobre 1862.

FR. ANTONINUS DANZAS,
Prior Prov. occit.

IMPRIMATUR :

Lyon, le 16 octobre 1862.

DE SERRES,
Vic.-Gen.

A LA GLOIRE DE MARIE IMMACULÉE

REINE DU T. S. ROSAIRE !

A LA MÉMOIRE

DU

R. P. F. MARIE-AUGUSTIN

DE L'ORDRE DES FRÈRES-PRÊCHEURS,

DU COUVENT DE LYON,

DIRECTEUR DU ROSAIRE PERPÉTUEL,

DÉCÉDÉ A PÉLUSSIN,

DANS LA 33e ANNÉE DE SON AGE,

LA 7e DE SA PROFESSION RELIGIEUSE,

LE 24 AOUT,

FÊTE DU T. S. COEUR DE MARIE,

1862

Frères et Sœurs en Saint Dominique,

ASSOCIÉS DU T. S. ROSAIRE,

Chefs et Chevaliers de la Garde-d'honneur de Marie,

Nous vous dédions ces pages, dans lesquelles nous avons retracé les détails circonstanciés de la maladie et de la mort de notre cher et vénéré Père Fr.-Marie-Augustin. L'affection respectueuse dont vous l'avez honoré vous-mêmes, vous fera, nous l'espérons, agréer ce petit opuscule. Nous nous sommes appliqué à reproduire dans leur naïveté et dans leur intégrité tous les traits caractéristiques qui ont signalé cette belle et touchante partie de la vie de notre bien-aimé Père ; nous les avons recueillis comme autant de pierres précieuses pour les étaler à vos yeux, persuadé que vous trouverez dans tous ces petits détails de quoi satisfaire votre intérêt et nourrir votre piété. C'est dans ce dernier but que nous avons fait ressortir le côté moral des faits que nous racontons, afin que les exemples de vertus que nous a laissés notre bon Père dans ces circonstances, puissent, en attendant ceux de sa vie toute entière, porter déjà dans vos âmes quelques fruits d'édification. Nous vous souhaitons autant de consolations à les lire que nous en avons ressenti nous-même en assistant à ses derniers moments ce digne religieux, et en reproduisant, quoique d'une manière bien froide, ces choses dont nous avons été en grande partie acteur ou témoin : car c'est là une des plus douces consolations et une des plus grandes grâces que le Seigneur nous ait accordées. Puissiez-vous aussi en retirer pour fruit, non-seulement une consolation passagère, mais surtout un amour grand, plus solide, plus parfait envers Marie, notre Reine et notre Mère, par une fidélité plus grande à son Rosaire bien-aimé.

Nous n'avons pas d'autre intention que d'obtenir ce but si désirable, et de glorifier ainsi Marie en son serviteur, et par Elle son divin Fils Jésus. Nous la prions de tout notre cœur de vous obtenir cette grâce et de vous bénir tous les jours de votre vie. Nous serons trop récompensés si vous voulez bien, à votre tour, la prier pour notre saint Ordre, pour tous nos frères et pour nous, afin que nous soyons tous réunis à ses pieds, dans la gloire du Ciel avec celui que nous pleurons.

Lyon, Couvent du SS. Nom de Jésus, le 5 octobre, Fête du Très-Saint Rosaire. 1862.

Fr. P.

des Frères-Prêcheurs.

DERNIÈRE MALADIE ET MORT

DU

R. P. MARIE-AUGUSTIN.

CHAPITRE Ier.

Circonstances qui ont précédé la maladie du R. P. Marie-Augustin.

Les saints, et particulièrement les grands serviteurs de Marie, ont été souvent avertis de l'époque de leur mort. Habitués à entendre la voix du divin Maître au fond de leur cœur, sensibles aux moindres mouvements de l'Esprit de Dieu, comme la corde d'une lyre au plus léger contact de la main qui la touche, ils entendent, comme saint Paul, *une réponse de mort*, ils sentent un dégoût profond de la vie; leurs désirs d'être indissolublement unis à l'unique objet de leur amour sont de plus en plus véhéments, et l'attente de *Celui qui se tient à la porte et qui frappe* les fait tressaillir de bonheur.

Notre cher Père Marie-Augustin, dont nous voulons essayer de retracer, comme simple narrateur, les derniers moments, avait depuis longtemps pressenti l'arrivée de sa fin prochaine. La divine Mère, au service de laquelle il s'était si généreusement dévoué, ne pouvait manquer de lui accorder cette grâce. Depuis plus d'un an, un des sentiments les plus habituels de son âme, manifesté par lui de plusieurs manières à différentes personnes, était la souffrance de l'exil et le désir de la patrie céleste. On peut en remarquer plusieurs traits, en relisant ses articles de la *Couronne de Marie*; ses lettres surtout sont remplies de cette pensée : « Peut-être mourrai-je » bientôt, c'est assez probable, » écrivait-il en octobre 1861. Ce fut au moment où il déployait pour Marie le zèle le plus actif, dans cette merveilleuse station du mois de Marie à Angers, qu'entre autres grâces très-grandes d'union à Jésus Notre-Seigneur et à sa sainte Mère, il sentit ces mêmes impressions devenir de plus en plus vives. Il écrivait d'Angers à un de ses Supérieurs, qu'il se sentait un profond dégoût de la vie présente et un ardent désir de la mort, non pour être délivré des peines de cette vie, mais pour être affranchi de la crainte d'offenser Dieu, et pour voir Jésus et Marie dans la gloire du ciel. C'était le soupir de l'exilé pour sa patrie : *Heu! mihi, quia incolatus meus prolongatus est !* Mais laissons-le plutôt lui-même dépeindre en quelques mots son état corporel et spirituel : « J'ai ressenti, écrivait-il encore d'Angers, j'ai res- » senti un affaiblissement de forces, dans la pré- » dication et la santé ; mais Marie m'a tout rendu. » Prêchant sur sa Nativité, mon cœur a telle- » ment débordé, j'ai senti tant de douceurs et » d'onction en en parlant, que le bonheur de l'âme » a fait tout disparaître.... *Vanitas vanitatum* ! » Oh ! oui, tout n'est que vanité, misère et dé- » ception, en dehors de l'amour de Jésus et de » Marie ! Jésus, Jésus, Jésus, si bon, si aimable, si » aimant et si peu aimé ! Oh ! oui, nous l'aime- » rons ; nous habiterons en lui avec Marie ; nous » nous consumerons sans cesse, comme la petite » lampe du sanctuaire, pour l'amour de Jésus. »

Tout épuisé qu'il était par cette station de trente-deux jours, pendant laquelle il portait la parole soir et matin devant un vaste auditoire, et passait de longues heures au confessionnal, il aurait voulu encore, si ses Supérieurs n'avaient pas modéré l'excès de son zèle, prolonger ailleurs son pénible ministère. On eût dit qu'il pensait ne plus revoir ces villes qui avaient été auparavant le théâtre de son apostolat, Poitiers, Tours, Niort, et qu'il voulait y dépenser, pour sa chère œuvre du *Rosaire perpétuel*, le reste de ses forces. Il se soumit cependant avec la plus grande docilité à la décision de son Supérieur, et rentra au Couvent, pour s'y reposer de ses fatigues apostoliques, dans une vie de silence, d'oraison et d'étude, après laquelle il soupirait ardemment. « Je me hâte d'arriver à Lyon, lui écrivait-il ; » j'ai soif de mon couvent. Par conséquent, votre » lettre, qui me rogne les ailes, m'a fait plai- » sir, au lieu de m'attrister... Ah ! petit couvent » je t'aime plus que jamais. »

« Mon Dieu ! écrivait-il encore à une de ses » filles spirituelles, *que cet exil est long* ! exil du » monde, loin de la Patrie religieuse, premier » rayon de la grande Patrie du ciel !..... Oh ! » oui, entrons dans la solitude le plus possi- » ble ! Vous avez soif de solitude. Ah ! mon » âme aussi a soif de la vie calme en Jésus ! » Marie ne veut pas que j'aille plus loin ; elle » veut que j'aille me reposer dans le Cœur de

» Jésus, y dormir en paix, comme préparation » à un fécond apostolat.... Mon Dieu! j'ai faim » et soif de Jésus! faim et soif de repos et de so- » litude. »

Bien qu'il parût fatigué et amaigri, rien cependant ne dénotait encore extérieurement les approches d'une fin si prématurée. Le calme de la cellule lui faisait du bien. Laissons-le nous le dire lui-même : « Me voici arrivé dans ma chère » cellule, dans ma petite solitude : plus de bruit, » plus de précipitation ; tout prête au calme et » au recueillement ; c'est le temps de demander » à boire au bon Maître. Oui, oui, buvons à longs » traits dans le Cœur de Jésus, afin que nous » produisions des œuvres de salut. Entrons de » plus en plus dans l'esprit de notre sainte voca- » tion, qui est l'amour de Jésus dans la péni- » tence et la prière. Tous nos saints ont aimé » Jésus à la folie, et c'est Marie qui les intro- » duit dans ce sanctuaire du divin Amour. »

Tout en s'occupant des affaires courantes de l'œuvre du Rosaire perpétuel et de la direction des âmes que Notre-Seigneur lui avait confiées, il méditait, comme s'il ne devait jamais mourir, de nouveaux travaux, particulièrement pour l'octave de l'Assomption, qu'il devait prêcher à Fourvières, et les deux retraites qu'il se réjouissait de donner au Rosaire de Marseille, où il voulait, disait-il, jeter tout son feu. La pensée de la mort, loin de le décourager, lui faisait au contraire employer tout son temps avec plus d'ardeur et d'énergie.

Un projet qui le préoccupait alors, était la publication d'un petit recueil de cantiques à l'usage des associés du Rosaire perpétuel. Il avait compris, par son expérience, combien le chant des Mystères, uni à la méditation et à la prière, donne aux exercices du Rosaire de variété et de vie, et il voulait que partout où le saint Rosaire était établi, ou devait s'établir encore, les fidèles pussent, au moyen de ce recueil, exécuter les mêmes cantiques simples et populaires qui sont en usage parmi nous. Il s'ouvrit de ce projet à ses Supérieurs, qui l'accueillirent avec empressement; il le recommanda aussi à plusieurs religieux pendant sa maladie; il eut même la consolation de voir le commencement de son exécution; mais les soins que réclama sa maladie retardèrent ce petit travail, que nous espérons pourtant bientôt donner à nos chers associés, comme la réalisation du dernier projet mis en avant par leur Directeur.

Depuis son retour d'Angers, le P. Marie-Augustin ne fit qu'une rapide excursion, pour établir ou consolider l'œuvre du Rosaire perpétuel, à Bourg-Argental et à Annonay. Là encore, comme partout où il passait, il gagna tous les cœurs par la grâce de ses discours. On l'entendit avec tant de plaisir et de fruit, que ne pouvant le retenir, on se demandait déjà quand on pourrait l'entendre de nouveau. Hélas! ces pieuses personnes ne se doutaient pas encore qu'elles devaient avoir le privilége d'avoir entendu ses dernières instructions. Aussi, depuis sa mort surtout, ses paroles pleines de l'Esprit de Dieu et de l'amour de Marie, retentissent toujours aux oreilles du cœur de tous les enfants du Rosaire: et ceux-ci, comme une terre féconde, font fructifier au centuple la bonne semence qu'ils ont reçue les derniers. Une particularité remarquable, que nous ne pouvons nous empêcher de mentionner, c'est que la pensée de sa mort prochaine perçait dans la plupart de ses entretiens. Dans une de ces réunions où la suavité de ses paroles pénétrait jusqu'au fond des âmes, comme il exhortait les nouveaux chefs du Rosaire à bien employer le temps de cette vie à l'œuvre de leur sanctification, et à aimer Jésus et Marie il se prit à dire : « Nous sommes trente-deux » ici, pleins de jeunesse et de santé ; cependant » qui sait si à la prochaine réunion, il ne man» quera pas quelqu'un à l'appel ? et ce sera peut » être moi ! » Ce *peut-être* n'est devenu, hélas ! qu'une trop certaine réalité.

En revenant à Lyon, par Pélussin, son pays, il arriva providentiellement dans sa famille, pour baptiser un petit cousin qui venait de naître, et auquel il donna le nom de Marie-Augustin, disant que plus tard il lui succèderait dans sa mission.

Cela se passait au commencement de la troisième semaine de juillet. Déjà il sentait les approches de la maladie qui le menaçait ; quelques personnes plus clairvoyantes avaient remarqué son épuisement ; mais lui, plein de vigueur spirituelle, y faisait peu attention, et ne croyait pas que ce fût la peine de prévenir ses Supérieurs du malaise qu'il éprouvait. Il ne s'en ouvrit que plus tard, après que le mal eut éclaté : « Il y a trois semaines, dit-il à son Prieur, que

» cette maladie me poursuit ; » et, comme celui-ci lui faisait un doux reproche de n'en avoir point parlé : « Le bon Dieu l'a permis, répon- » dit-il, pour mon plus grand bien. » En même temps, le pressentiment de sa fin prochaine devenait de plus en plus vif : « Je mourrai bien- » tôt, » disait-il à une de ses sœurs en saint Dominique, fervente associée du Rosaire ; « je » sens que je ne resterai pas longtemps en ce » monde. La Sainte-Vierge veut m'appeler à » elle ; et moi je brûle du désir de la voir. »

Cependant vint l'époque fixée pour la Retraite annuelle de la Communauté. Cette retraite devait s'ouvrir la veille de la fête de sainte Marie-Madeleine, et se prolonger jusqu'au mercredi 31 juillet. Avec quelle ardeur notre cher Père Marie-Augustin soupirait après cette retraite ! Le jour même où elle devait s'ouvrir, il sortit avec un de ses Frères, dans l'intention d'aller visiter Notre-Dame de Fourvières, pour mettre cette retraite sous sa spéciale protection, et lui recommander d'avance une autre retraite qui devait avoir lieu dans son sanctuaire même pendant l'Octave de l'Assomption. Mais arrêtés en ville par plusieurs affaires concernant l'œuvre du Rosaire perpétuel, les pélerins arrivèrent au pied de la sainte montagne fatigués et pressés par le temps, en sorte qu'ils durent renoncer à leur projet; ils se contentèrent de réciter dévotement un *Ave, Maria*, et de demander la bénédiction de leur divine Mère, lui offrant en retour leurs regrets et leur bonne volonté.

L'entretien du Père Marie-Augustin avec son compagnon roula exclusivement sur l'œuvre du Rosaire, sur la retraite et sur le salut des âmes. Ils admiraient ensemble comment la Sainte-Vierge avait si bien favorisé cette belle œuvre, qu'en quelques années elle comptait déjà non moins de cent mille chevaliers; ils rappelaient les fruits de salut qu'elle avait produits dans les âmes, partout où elle était établie, et s'encourageaient mutuellement à lui donner tout son développement pour le bien des fidèles et de l'Eglise tout entière, en ces malheureux temps.

Quant à la retraite, le bon Père Marie-Augustin n'avait qu'un désir, celui de s'y ensevelir tout entier, de la faire plus sérieusement que toutes celles qu'il avait faites jusqu'alors. Il en sentait un tel besoin, qu'il demandait à la prolonger jusqu'à la fête de notre B. Père saint Dominique. Il écrivait ce même jour lundi, 21, veille de sainte Madeleine : « La Communauté entre en » retraite pour dix jours, et probablement je » prolongerai la mienne jusqu'à la fête de saint » Dominique. Quel festin ! quinze jours de so- » litude avec Marie dans le divin Cœur de Jé- » sus ! comme j'en avais besoin ! je ne serai plus » de ce monde ! Priez, et faites prier, afin que » nous puisions à la vraie source l'esprit de sain- » teté qui nous est nécessaire plus que jamais, » l'esprit d'humilité, l'esprit apostolique. Que » Marie nous façonne pour elle et pour sa gloire ! »

Il exprimait même le désir qu'on lui interdît, jusqu'à l'Assomption, toutes les relations extérieures, tant pour se mieux préparer lui-même à cette belle fête, que pour achever dans la prière, le recueillement et l'étude, l'octave qu'il avait commencée. Cependant, malgré le besoin et le désir qu'il éprouvait de la retraite, le bien des âmes le touchait tellement, qu'il aurait volontiers interrompu ces saints exercices, pour voler à leur secours. Il savait que M. le Curé de ***, où il avait prêché la mission en février dernier, était venu demander un des missionnaires pour la fête patronale de sa paroisse. Le bon Père Marie-Augustin voyait là un bien considérable à faire : il savait qu'en encourageant les jeunes personnes de la congrégation des Enfants de Marie, qu'il avait établie dans cette paroisse, à persévérer dans leurs saintes résolutions, il pourrait les préserver d'un grand danger ; et pour cela il aurait sacrifié ses propres intérêts spirituels, et se serait dévoué à de nouvelles fatigues. Ses Supérieurs ne crurent pas devoir accéder à ses désirs, et il se mit en retraite, pour trouver dans ses entretiens avec Jésus et Marie, dans le silence et les exercices religieux, le rafraîchissement et le repos dont son âme avait un si grand besoin. Ce fut là sa préparation immédiate à la souffrance et à la mort.

Le Père Marie-Augustin, dès son noviciat, avait demandé à la très-sainte Vierge quatre choses, dont les trois dernières sont exprimées dans la formule de consécration à Marie, qu'il a fait imprimer à la fin de sa *Rose mystique*. La première était la grâce de mourir après une retraite ; la seconde, un cœur bien pur, pour bien aimer Marie et bien aimer Jésus ; la troisième, un jour consacré à Marie, pour mourir entre ses bras, en prononçant des actes parfaits d'amour ; enfin, la grâce de faire partie du chœur privilégié qui, dans le ciel, au pied du trône de Marie, doit à jamais chanter ses louanges. Nous verrons, dans la suite de ce récit, comment toutes ces demandes ont été exaucées ; mais nous étions bien loin de nous douter que cette retraite était déjà le commencement de la réalisation de se vœux les plus ardents.

Les deux premiers jours furent pénibles et difficiles : il arrive ordinairement que Dieu fait passer les âmes qui lui sont les plus chères par de grandes épreuves, afin de leur accorder de plus grandes grâces. Le Père Marie-Augustin supporta celle-ci sans se laisser abattre. Un jour cependant, à l'oraison, prosterné en terre, il poussa de tels gémissements, de tels cris, dans le fond de son cœur, vers Marie, qu'enfin sa divine Mère se laissa fléchir. Il vint quelques instants après faire part de cette bonne nouvelle au Père Prieur : « Enfin, dit-il, me voici pour » tout de bon en retraite ; jusqu'à présent, je » n'avais pu obtenir la paix intérieure ; mais » j'ai tant crié, tant supplié, que me voici main- » tenant, grâce à Marie, dans un calme et un

» recueillement profonds ; je sens que Marie » vient de m'obtenir une grande grâce; je suis en » elle avec Notre-Seigneur comme auparavant ; » j'espère bien que je n'en sortirai plus. » Cela se passait le 24 juillet, juste un mois avant sa mort.

Les jours suivants furent pour lui pleins de consolations et de délices ; ses oraisons étaient plus ferventes; il célébrait les saints mystères avec plus de dévotion et d'amour ; il trouvait dans le chant de l'office des pensées et des sentiments qui jusqu'alors ne l'avaient point frappé : « Oh ! » comme c'est beau, l'Office divin ! disait-il, que » de saintes affections dans ce Psaume CXVIII^e ! » En même temps se fortifiait en lui le dégoût de la vie, le désir de la mort et des biens célestes, sans qu'il comprît cependant que ces désirs allaient sitôt s'accomplir. « Je mourrai, disait-il au T. R. P. Provincial, pendant cette même retraite, quand l'œuvre du Rosaire perpétuel sera suffisamment établie. » Un autre jour, rendant compte de l'état de son âme au Père Prieur, il lui fit connaître comment la sainte Vierge l'avait converti, disait-il, lorsqu'il était encore dans le monde, à une vie vraiment chrétienne ; comment il se dévoua dès-lors tout entier au service de Celle qu'il avait choisie pour mère ; et comment Marie, à son tour, le conduisit comme par la main dans toutes ses voies, au milieu de difficultés sans nombre, jusqu'à l'Ordre de St. Dominique, où il était heureux de dépenser toutes ses forces et tout son cœur à la gloire de cette divine Mère et de son divin Fils, par le très-saint Rosaire. Cet entretien fut long et beaucoup plus intime que de coutume : les bornes que nous nous sommes imposées ne nous permettent pas de le retracer ici. Il voulait, disait-il, jeter les bases d'une vie nouvelle, se convertir véritablement, se faire bien connaître, afin de se laisser diriger, comme un petit enfant, dans les voies de Dieu, par ceux que Notre-Seigneur lui avait donnés pour pères et pour guides. C'était là une de ses principales résolutions de retraite. Il insistait pour qu'on agît avec lui sans ménagement, qu'on l'exerçât sérieusement aux vertus religieuses, promettant de son côté toute la docilité dont il était capable : « Vous » aurez, disait-il, sans doute encore de la peine » avec moi quelquefois, à cause de la vivacité » de mon caractère ; mais Marie me tiendra, et » s'il m'arrive de sortir de mon calme, un ins-

» tant après je m'en humilierai, et vous me » trouverez disposé à tout ce que vous voudrez. » On le comprend, dans ce langage de l'humilité il ne s'agissait pas de quelque répugnance à obéir, mais de ces premiers mouvements involontaires de la nature, qui, dans les âmes les plus exercées à se vaincre, se font encore parfois sentir, pour les tenir sans cesse sur la brèche, et les rendre plus humbles à leurs propres yeux. Notre cher Père avait donc reçu dans cette retraite de très-grandes grâces, non-seulement d'oraison, mais encore d'obéissance et d'humilité; et nous les verrons s'accroître et se développer de plus en plus dans le cours de sa maladie.

CHAPITRE II.

Première période de la maladie du P. Marie-Augustin. — Il reçoit les derniers sacrements.

Peu de jours se passèrent entre la retraite et

les premières atteintes du mal qui devait ravir si tôt ce digne religieux à notre affection. La retraite se termina le mercredi, 30 juillet ; ce fut le samedi, 2 août, qu'il tomba malade. Ce jour-là lui était particulièrement cher : c'était un samedi, et, de plus, c'était la fête de la B. Jeanne d'Aza, mère de saint Dominique, patronne de sa digne et sainte mère, qu'il avait perdue il y a quelques années, et pour laquelle il avait une vénération, je dirais même un culte tout filial. Il se sentit plus fatigué de douleurs de poitrine et d'entrailles ; il lui semblait qu'il était dévoré par un feu intérieur. Cependant il n'en dit rien ; il se contenta de demander quelques dispenses, qui lui furent aussitôt accordées.

Ses pressentiments sur sa fin prochaine prirent alors un caractère de certitude tel, qu'il affirma à la même personne dont il a été question plus haut, qu'il se sentait atteint d'une maladie grave, dont il mourrait : « Oh ! disait-il, ce matin, j'ai » demandé à la très-sainte Vierge, pendant toute » ma Messe (ce fut la dernière qu'il eut le » bonheur de célébrer) la grâce de mourir bientôt, et j'ai la confiance que je serai exaucé. » Et comme cette personne lui représentait comlien il avait mal fait de demander une telle grâce, attendu que son œuvre du Rosaire perpétuel exigeait encore ses soins et ses travaux. « Je suis » un serviteur inutile, répondit-il ; d'autres la » continueront mieux que moi. D'ailleurs je lui » serai peut-être plus utile au ciel que sur la » terre. » Ces paroles, prononcées d'un ton affirmatif, affligèrent profondément cette excellente fille ; elle se promit bien de faire contrepoids par ses prières et ses bonnes œuvres à la demande du Père. Combien d'autres âmes s'unirent à elles ! mais la prière du Père fut plus forte que celle de tous ses enfants. Il avait manifesté aussi ces mêmes pressentiments à d'autres personnes ; on les prenait volontiers pour des illusions, et on y faisait peu attention.

Le soir du même jour, le Père Marie-Augustin ne voulut rien prendre de solide, et demanda la permission de se retirer dans sa cellule, pour se reposer, disant qu'une bonne nuit lui ferait du bien. Mais la nuit ne fut pas bonne ; il souffrit de douleurs d'entrailles très-violentes. Le lendemain matin, il se leva pour célébrer la sainte messe ; le malaise qu'il éprouva lui fit craindre de ne pouvoir y réussir : il rentra dans sa cellule. Le Père Prieur étant allé le visiter, fit aussitôt préparer une des chambres de l'infirmerie, et l'y conduisit lui-même, bien que le malade pensât que cela n'était pas nécessaire. Le docteur, mandé immédiatement, ne put venir le jour même.

Or c'était le premier dimanche du mois d'août. Une réunion générale des chefs de divisions du Rosaire de la ville de Lyon et des environs était convoquée pour deux heures dans notre chapelle. Le Père Marie-Augustin tenait beaucoup à cette assemblée, et devait naturellement la présider. Ce lui fut une grande peine de ne pouvoir le faire. Mais il s'y résigna de bon cœur, et pria le Père Matthieu de le remplacer. Grande aussi fut la peine de tout l'auditoire, en apprenant que celui qui devait lui adresser la parole en était empêché par une circonstance si douloureuse. Le soir, il y avait, comme de coutume, réunion générale des associés pour le premier dimanche du mois; cette cérémonie coïncidait avec le triduum préparatoire de N. B. P. Saint Dominique. Le Père chargé de l'instruction alla demander auparavant au Père Marie-Augustin ce qu'il devait dire de sa part aux associés : « Par-

» lez-leur, lui dit-il, de l'amour de saint Do-
» minique pour Marie, et réciproquement de l'a
» mour de Marie pour saint Dominique. » Puis il lui recommanda d'annoncer aux associés les indulgences du mois, et lui parla du Rosaire perpétuel, lui disant que c'était le principal moyen que la Sainte-Vierge nous avait donné pour procurer le salut des âmes. Le prédicateur promit d'être fidèle à ses instructions et de parler aux associés du zèle avec lequel ils doivent se multiplier et s'unir pour entraîner les âmes au service de Marie.

Bien que le Père Marie-Augustin fût alité et souffrant, nous n'avions cependant jusques-là aucune inquiétude sérieuse. Le jour de saint Dominique, M. le docteur Faivre, médecin de l'Hôtel-Dieu de Lyon, qui veut bien mettre à notre service son dévouement et sa haute capacité, était auprès du malade dès six heures du matin. Il nous rassura complètement : « Ce n'est,
» nous dit-il, qu'une simple cholérine, qui,
» avec des soins, sera passée dans quelques jours. » Il prescrivit une légère médecine, et nous laissa dans une grande confiance. Le mal, en effet, ne s'était pas encore complètement déclaré ;

et Dieu le permit ainsi, afin que nous pussions passer sans trop d'inquiétude la belle fête de saint Dominique. Pour lui, pauvre malade, obligé de la passer dans son lit, il n'y prit part que par la croix et le sacrifice, par l'union de son cœur à ceux de ses frères. Il souffrit beaucoup de ses douleurs d'entrailles; le remède ne produisit que très-imparfaitement son effet, et lui occasionna des vomissements très-pénibles.

A part cela, la journée de saint Dominique se passa sans accidents graves; mais la nuit suivante, le mal se déclara dans toute son intensité; trois ou quatre fois par heure, il perdait du sang, non sans de grandes douleurs: « C'était, » disait-il, comme un fleuve de feu, qui lui » passait par les entrailles. » Dévoré par une soif ardente, que rien ne pouvait étancher, il commit cette nuit même une imprudence, qui aggrava son mal, et qu'il avoua le lendemain. Pendant que le Frère infirmier était assoupi, lui se leva doucement, et, s'emparant d'un pot de bouillon d'herbe de la veille, qu'il prit pour de l'eau, il en but une grande quantité.

Le 5, dès le grand matin, on envoya chez le docteur, qui prescrivit sur-le-champ un remède énergique. Dès-lors les pertes de sang devinrent moins fréquentes et le malade plus calme ; le cas devenait grave et inquiétant, sans être toutefois désespéré.

Le 6, le Père Prieur de Lyon écrivait au Père Provincial, alors en visite à Carpentras : « L'é-
» tat de notre cher malade est toujours bien
» inquiétant. La dyssenterie, un moment arrê-
» tée ou calmée, a continué encore aujourd'hui,
» malgré les remèdes ; et le malade épuisé, ne
» prenant, pour ainsi dire, que de l'eau fraîche,
» va sans cesse en s'affaiblissant. Le docteur nous
» dit que si le flux de sang ne s'arrête pas, il
» prendra les remèdes extrêmes ; et lorsqu'on
» en est là, c'est bien triste et bien vîte décidé
» Mais enfin, Marie toute bonne et toute puissante
» ne nous prendra pas son petit apôtre. Espérons-
» le, même contre toute espérance, et prions-la
» de plus en plus instamment pour cela. »

Nous dirons tout-à-l'heure combien de prières se sont faites pour une santé si chère ; suivons maintenant le cours des événements, jusqu'au moment où le malade fut une première fois entièrement désespéré.

Bien que le danger ne parût pas pressant, cependant il était assez grave pour qu'on pensât à administrer au malade les derniers Sacrements. Dès la première proposition qui lui en fut faite, il accepta avec joie et reconnaissance. Nous nous souvenions de lui avoir entendu dire, longtemps auparavant : « Oh ! je ne voudrais pas recevoir » les derniers Sacrements, sans avoir ma pleine » connaissance et, je désire vivement que, » quand je me trouverai dans le cas de les re- » cevoir, on veuille bien me les apporter de » bonne heure. » Il avait une joie particulière de recevoir celui de l'Extrême-Onction, « parce » que, disait-il, je ne l'ai pas encore reçu ; il » me guérira, ou du moins me soulagera dans » les souffrances que j'éprouve, et me rendra » fort comme un athlète, pour les supporter » avec patience. Que les gens du monde sont in- » sensés de ne vouloir en entendre parler que » lorsqu'ils sont à la dernière extrémité ! » Il se prépara donc par la confession sacramentelle, et par des désirs ardents de s'unir à son Dieu. C'était la première fois qu'il devait avoir le bonheur de recevoir la sainte communion, depuis qu'il était malade ; il soupirait ardemment, et les heures lui paraissaient longues, en attendant la visite de son Dieu et de son Sauveur.

Mais, avant de lui porter le saint Viatique, le Père Prieur jugea bon d'aller, avec la Communauté, lui faire une visite préparatoire, selon l'usage de l'Ordre. Après le souper des Frères, le Père Prieur prévint le cher malade de cette visite; il en parut très-touché. Lorsque nous eûmes chanté, à son intention, l'hymne de notre R. P. saint Dominique, comme nous faisons tous les jours de l'Octave en vénérant ses reliques, la Communauté s'étant rendue au Chapitre, le Père Prieur annonça aux Frères ce que nous allions faire immédiatement, et ce que nous nous proposions de faire encore pour la nuit. Nous allâmes donc dans la chambre du malade; les novices se tenaient dans la pièce voisine, et les Pères dans la chambre même; le Père Prieur adressa quelques paroles de consolation à ce cher Père, lui témoignant combien nous prenions part à ses peines, et combien nous étions heureux de venir lui faire cette visite en communauté, comme à un membre de Jésus souffrant, pour réciter ensemble les belles prières consacrées par l'Eglise en ces circonstances. Après quoi il lui dit en latin, selon le rituel: « Mon très-cher, si le Seigneur daigne vous ren-

» dre la santé, lui promettez-vous pour l'avenir » d'éviter le péché et de pratiquer ses comman- » dements? » Il répondit d'une voix ferme : « Je le » promets. » Nous continuâmes les prières avec une grande dévotion ; puis les Frères se retirèrent en silence, emportant la douce consolation d'avoir rempli un devoir de charité. Pour le malade lui-même, il embrassait tendrement le Père Prieur, lui exprimant toute sa reconnaissance et toute la consolation qu'il éprouvait de ce que nous venions de faire : « Ah ! qu'on est » heureux en religion, disait-il, de trouver des » cœurs qui s'aiment vraiment en Notre-Sei- » gneur ! »

Pendant ce temps, un Frère alla chez le docteur. Il était bon de savoir ce qu'il y aurait à faire pour la nuit. Malheureusement M. Faivre venait de partir, pour ne rentrer qu'à 11 heures du soir. Nous en envoyâmes alors quérir un autre à proximité ; un Père s'en chargea, et peu de temps après M. le docteur Lacour était près du malade. Il examina minutieusement toute chose, approuva en tout point le traitement suivi, en ordonna la continuation, et nous fournit de précieuses indications pour les soins à donner. Selon lui, le cas était des plus graves. Cependant, malgré les accidents de la journée, il fut satisfait (autant qu'on pouvait l'être) de l'état du malade. Cela nous confirma donc de plus en plus dans la pensée de l'administrer ; un Père et un Frère restèrent pour le veiller.

Avant l'office, vers minuit, il était calme et tranquille plus encore d'âme que de corps ; il attendait avec un profond recueillement et avec une sainte impatience la venue de l'Epoux, qui ne devait pas tarder : *Media nocte clamor factus est : ecce sponsus venit, exite obviam ei.* La circonstance s'y prêtait trop bien, pour ne pas lui rappeler cette sainte pensée. les Laudes étant terminées, la Communauté se rendit au Chapitre, pour y recevoir, comme la veille, les instructions nécessaires à la cérémonie. Puis nous allâmes prendre Notre-Seigneur dans son Tabernacle, pour le porter à son petit serviteur. Les Frères marchaient en bon ordre dans les cloîtres, portant tous un flambeau à la main ; nous récitions à demi-voix les Psaumes graduels, comme le prescrit notre rit. C'était un spectacle vraiment bien touchant et digne des regards des Anges, que cette procession nocturne à travers ces cloîtres, dans le silence de la nuit ; mais plus admirable encore et plus touchante était la bonté de notre divin Sauveur, qui sortait de son Tabernacle, pour aller visiter, consoler et fortifier cette âme si chère, qui l'avait servi avec tant d'amour et de dévouement, lui et sa divine Mère. C'est ainsi que Notre-Seigneur en agit avec ses amis : lorsque la maladie les retient captifs, et qu'ils ne peuvent plus le visiter lui-même, ni aller le recevoir, il vient les visiter à son tour, et se donner à eux.

Quand nons arrivâmes à la chambre du malade, nous finissions le Psaume 156 :

« Notre âme s'est échappée, comme le passe- » reau des filets du chasseur ;

« Les filets se sont rompus, et nous, nous avons » été délivrés.

« Notre force est dans le nom du Seigneur, » qui a fait le ciel et la terre. »

Ces paroles, appliquées à notre bon Père, signifiaient-elles sa délivrance des liens de sa maladie, ou la délivrance de son âme des liens de ce corps de péché? Nous ne pensions pas alors qu'elles dussent se réaliser pour lui dans l'un et l'autre sens.

A l'arrivée de Notre-Seigneur, le malade s'inclina aussi profondément qu'il put, pour adorer son divin Maître, qui daignait venir à lui. Le Père Prieur lui suggéra alors de demander pardon aux Frères de tout ce qu'ils pourraient avoir à lui reprocher, ce qu'il fit avec beaucoup d'humilité; et les Frères lui répondirent à leur tour, qu'ils lui pardonnaient de grand cœur.

Après les prières d'usage, le Père Prieur présenta la sainte Hostie au malade, en lui disant, selon la rubrique : « Croyez-vous que ce soit ici le Christ Sauveur du monde ? » A quoi il répondit: *Credo* ; puis il reçut dévotement le corps de son Sauveur, qui devait le garder et le conduire à la vie éternelle.

Immédiatement après, il reçut le sacrement de l'Extrême-Onction, pendant que les Frères récitaient des Psaumes ; il s'unissait avec une angélique piété à toutes les prières de l'Eglise.

Dire l'effet que produisit dans son âme la réception de ces saints Sacrements, serait chose difficile, pour ne pas dire impossible. « Je n'éprouve pas, disait-il, des transports extraordinaires de l'amour divin, mais c'est une paix délicieuse et profonde, telle que jamais je ne

» l'avais ressentie. — Jésus est bien avec vous, lui » dit le Père Prieur, car il établit sa demeure » dans la paix : *Factus est in pace locus ejus.* » Et Marie y est avec lui. » Tous les Frères furent eux-mêmes édifiés de cette sainte cérémonie; elle fit sur nous tous une douce et salutaire impression.

Le cher Père passa le reste de la nuit dans le même calme ; la diminution de ses souffrances et la paix intérieure qu'il ressentait lui firent croire qu'il était guéri. Le lendemain matin il disait au Frère infirmier : « La cérémonie » d'hier m'a fait un bien extrême ; c'est elle qui » m'a guéri. » Il dit la même chose au Père Prieur, et ne savait comment le remercier de ce qu'il avait fait pour lui. Mais afin de continuer le bien qu'il avait si heureusement ressenti de la réception des Sacrements, il demanda à communier les jours suivants par dévotion ; et ce fut un bonheur pour nous de lui accorder cette consolation, la plus pure sans contredit dont il pût jouir.

La journée du 7 fut aussi assez calme ; toutefois le docteur ne répondit de rien ; des accidents pouvaient survenir ; nous avions bon espoir, mais nous n'étions pas sans alarmes.

Nos craintes en effet ne furent que trop bien justifiées ; car la nuit du jeudi au vendredi fut bien mauvaise. Vers minuit, il était extrêmement souffrant ; à quatre heures, l'épuisement était plus grand encore. Il dit entre autres choses au Père qui le gardait : « Je m'en vais ; je vois » bien que c'est fini ; je m'en vais rapidement. » Il parlait avec peine, par petites phrases entrecoupées. Un instant après, le même Père lui disait : « Mon Père, vous êtes bien fatigué? - Oui, je » m'en vais ; le bon Dieu m'avait laissé dans l'il» lusion les premiers jours, afin de ne pas trop » m'effrayer ; maintenant je ne me fais plus il» lusion.... C'est fini... je perds tout mon sang, » comme le Père Simonnet et le Curé d'Ars. Mon » Dieu ! que j'ai à demander pardon à mes frè» res, pour avoir si mal vécu !

Le matin, vers cinq heures, le Père Prieur alla le visiter ; il le trouva tellement affaissé, abattu, changé, qu'il en fut effrayé et ne put retenir ses larmes, le croyant proche de sa fin. Il envoya aussitôt un Père chez le docteur. Celui-ci prescrivit des remèdes plus énergiques, en attendant qu'il vînt lui-même ; mais, d'après le rapport qui lui fut fait de la nuit, il dit qu'il n'y avait plus d'espoir. Le Père Prieur annonça en Chapitre cette affligeante nouvelle à la Communauté. Les Frères et lui étaient émus jusqu'aux larmes. « Cependant, disait-il, la très-sainte Vierge » n'a permis que notre cher malade en vînt jus- » qu'à cette extrémité, que pour manifester da- » vantage sa bonté et sa puissance ; elle a atten- » du la sentence des médecins, afin qu'il fût bien » constaté que c'est elle seule qui pouvait le » guérir. Maintenant que tout est désespéré du » côté des hommes, jetons-nous donc en toute » confiance aux pieds de cette bonne Mère, et » espérons toujours qu'elle fera un miracle pour » son cher enfant et pour son Rosaire.

Une consultation de quatre médecins fut projetée ; mais elle ne put aboutir ce jour-là ; deux seuls, MM. Laboré et Rodet, ayant pu se rendre à l'heure de la convocation, elle fut différée jusqu'au lendemain. Il y eut cependant un mieux sensible dans la journée, et le docteur, après sa visite, ne nous quitta pas sans nous laisser encore quelque espoir.

Sur le soir du même jour, la famille du Père Marie-Augustin, avertie par lettre et par dépêche, accourut, pour entourer de ses soins affectueux et dévoués le pauvre malade, et le consoler par sa présence. Combien fut douloureuse cette première entrevue! Il n'y a que des cœurs si sensibles et si aimants qui puissent le comprendre. Le très-Révérend Père Provincial, accompagné du Père Marie-André, arriva lui-même en toute hâte, le cœur plein d'angoisse et de douleur. Pauvre Père! la nouvelle de l'état désespéré de son enfant avait percé son âme comme d'un glaive.

Cependant la maladie poursuivait son cours inexorable, sans qu'il se manifestât jusqu'alors aucun symptôme de réaction. C'est ce qui déconcertait les médecins. Le lendemain matin, après une longue conférence, les docteurs dressèrent une ordonnance, mais ne nous laissèrent qu'une faible lueur d'espérance. « Il n'y a que la Sainte» Vierge qui puisse le guérir, » disait M. le docteur Faivre. Le malade était encore en effet plus mal que la veille, et ce qui vint mettre le comble à nos craintes, c'est que le nouveau traitement ne produisit aucun résultat sensible. Les choses en étaient là, lorsque, le soir du même jour, arriva de Pélussin un nouveau docteur, celui de la famille Chardon, M. Viornery, ami d'enfance du Père Marie-Augustin. Après un examen sérieux de l'état du malade et de l'effet des remèdes prescrits, il se résolut à passer la nuit près du malade ; sans changer la nature des remèdes, il en varia quelque peu l'application, et grâce à l'intervention de Marie, ce ne fut pas sans succès ; car on ne tarda pas à constater une amélioration sensible et progressive dans l'état du malade. Le moment n'était pas encore venu; bien que ce jour fût un samedi, et que le bon Père eût dit à un de ses Frères qu'il ferait bon mourir ce samedi, la très-sainte Vierge voulait exaucer d'une manière plus éclatante les vœux de son enfant de prédilection.

Mais il est temps de parler d'une autre sorte de remède, et de la santé spirituelle de notre cher malade.

CHAPITRE III.

Prières que l'on fait pour la santé du Père Marie-Augustin ; actions de grâces pour sa guérison présumée.

Il est écrit que l'homme recueillera ce qu'il aura semé, et que s'il sème des bénédictions, il recueillera aussi des bénédictions (1). Qui plus que le Père Marie-Augustin avait semé des bénédictions, lui à qui un vénérable prêtre disait, il y a peu de temps : « Vous avez résolu un grand problème : celui de faire prier sans interruption » ce pauvre monde qui ne prie plus, et qui périt » faute de prière. » Indépendamment donc de l'intérêt qu'inspirait à tous la conservation de sa santé, il était juste qu'il recueillît, même dès cette vie, les fruits de bénédictions et de prières dont il avait jeté les germes dans tant de milliers d'â-

(1) 2. Cor. IX. 6.

mes. Tant de fois il avait dit que la très-sainte Vierge ne se laisse pas vaincre en générosité ! Comment cette bonne Mère aurait-elle manqué en cette circonstance de lui faire voir, sentir et goûter la beauté, la force, la suave onction de cette prière par excellence qu'il lui faisait adresser chaque jour, le Saint-Rosaire ! On le vit donc aussi clair que le jour : le Rosaire, et le Rosaire perpétuel, la Garde d'honneur de Marie, est une puissance ; c'est une armée rangée en bataille, *Castrorum acies ordinata*, qui ne combat jamais sans succès.

Des prières sans nombre furent donc faites pour la conservation d'une santé si précieuse ; mais la Reine du très-saint Rosaire fut particulièrement invoquée, suppliée, conjurée de toutes les manières.

Tous les jours, dès le commencement de la maladie, le cher malade était recommandé aux prières du Chapitre et du Saint-Rosaire, que l'on récitait dans la chapelle du Couvent avec une ferveur extraordinaire. Nous offrions à son intention la petite procession que nous avons coutume de faire à l'autel de Saint Dominique, tous les soirs, pendant l'octave, pour vénérer les reliques de notre B. Père en chantant des hymnes à sa louange. Dès le 5 août, des Messes furent célébrées par les Pères à Fourvières et au Couvent, et chaque religieux en particulier se faisait un devoir d'offrir, pour obtenir une guérison si désirée, communions, prières, pénitences, bonnes œuvres, sacrifices de toute sorte. Nos Frères des autres couvents, particulièrement ceux de Carpentras, les Communautés religieuses de notre Ordre, spécialement celles des Charpennes, de Bonnay, de Mauléon, un grand nombre d'autres maisons religieuses de Lyon et d'ailleurs s'unissaient à nous.

Mais cela ne suffisait pas. Toute notre confiance était en Marie. Le Rosaire perpétuel, dans l'état critique où se trouvait son chef, devait lui donner des preuves de son dévoûment, et plus particulièrement encore les âmes privilégiées qui reconnaissaient dans le Père Marie-Augustin un directeur et un père. Aussitôt donc que le mal prit un caractère sérieux, les chefs de division de Lyon et d'ailleurs furent prévenus et chargés de prévenir leurs associés. Il serait difficile de dire quelle triste impression produisit dans tous les cœurs la nouvelle de la maladie de notre bien-aimé Père. Personne ne voulait croire qu'il dût en mourir, et pour obtenir sa guérison, on était décidé à faire au Ciel, à Marie en particulier, une énergique violence. Ce fut une sainte coalition des enfants du Rosaire contre leur Reine, qui semblait vouloir leur ravir leur chef et leur Père ; ce fut un élan généreux et spontané des âmes vers Notre-Seigneur, pour le fléchir ; vers Marie, pour la supplier ; vers notre bon Père et vers nous, pour nous exprimer dans le langage le plus touchant, les sentiments les plus purs et les plus vifs de la reconnaissance, de la tristesse, de l'espérance et de la crainte. De nombreuses lettres, venues chaque jour de tous les points de la France, nous exprimaient tous ces nobles sentiments et tous les actes héroïques accomplis pour la conservation d'une santé si chère ; elles venaient nous encourager dans notre peine, en nous disant la large part qu'on prenait à nos tristesses, et surtout à nos vœux. Que tous ces nobles cœurs, dont Dieu seul connaît le nombre et la générosité, reçoivent ici publiquement le sincère témoignage de notre reconnaissance ! Ils retrouveront devant Jésus et Marie, devant celui même qu'ils ont aimé et qu'ils aiment toujours, la juste récompense de tout ce qu'ils ont senti et de tout ce qu'ils ont fait.

Nous ne pouvons nous dispenser de mentionner quelques particularités à ce sujet. Parmi les pieuses personnes dont nous parlons, les unes passèrent en oraison de longues heures devant le Très-Saint Sacrement, ou une partie des nuits à prier pour le cher malade ; un grand nombre d'autres s'offrirent en victime pour mourir à sa place ; d'autres firent des vœux : monter à Fourvières pieds nus, jeûner au pain et à l'eau pendant plusieurs jours, faire le pélerinage de Notre-Dame de la Salette, ou celui de Notre-Dame de Nièvre, ou celui d'Ars, etc.; tels étaient les engagements que ces saintes âmes n'hésitaient pas à prendre, trop heureuses de pouvoir racheter à ce prix une vie si chère.

A Marseille, plusieurs Messes furent célébrées à Notre-Dame-de-la-Garde; d'autres à St-Cannat, auxquelles assistèrent les enfants du Rosaire, remplissant l'église comme aux jours de fête. De même à Notre-Dame-des-Victoires, à Paris, à Arles, à Tours, à Angers, à Anse, à Lagnieu et ailleurs ; à Poitiers même un Rosaire perpétuel spécial fut organisé, pour obtenir la guérison si ardemment désirée. On eût dit qu'un malheur, une calamité publique nous menaçait.

Mais qu'on juge plutôt, en entendant ces accents de la douleur et du dévoûment :

La R. M. Prieure du Monastère de Mauléon écrivait au Père Marie-Augustin lui-même :

« Tout le monde au St-Rosaire prie, pleure, » se sacrifie, s'immole pour vous. Il faut que » nous vous arrachions des bras de la souffrance » et de la mort. Vous êtes encore nécessaire sur » la terre. Pauvre Père, que voulez-vous que » deviennent toutes ces petites âmes, que Marie » vous a confiées ? Non, il ne faut pas encore » quitter l'exil. Courage, cher Père, courage ! » toutes vos filles de Mauléon environnent de » leurs continuelles supplications votre lit de » douleurs. Puisse Marie prêter une oreille at- » tentive aux cris de ses enfants du Rosaire ! »

« Nous avons mis, nous écrivait-on de Poitiers, » tous les couvents, toutes les bonnes âmes, » les sœurs en prières ; nous organisons un *Ro-* » *saire perpétuel* à son intention. Espérons que » Marie entendra nos prières, et nous conser- » vera ce cher Père, si précieux pour faire con- » naître et aimer Marie ! Que nos cœurs sont

» tristes, mon Père ! mais il me semble que ce
» serait manquer de confiance, que de croire à
» la disparition de notre Père ! Le Rosaire fera
» encore des merveilles ; Marie veut que nous la
» suppliions ; soyez assuré qu'ici on la supplie
» de tout cœur !.... »

Un mot de notre R^me P. Général nous dira l'intérêt qu'il portait lui-même à la santé de notre cher Père. Il écrivait de Plombières au T. R. P. Provincial :

« J'attendais avec impatience des nouvelles du
» P. Marie-Augustin; mais, hélas ! elles sont loin
» de répondre à mes désirs et à l'espoir que je
» conservais encore : *Dominus est : quod bonum*
» *est in oculis ejus faciat.* Dieu est le maître :
» qu'il fasse selon son bon plaisir.

» Je bénis de tout mon cœur ce cher malade,
» et si Notre-Seigneur l'appelle à lui, je le prie de
» beaucoup me recommander à la très-sainte
» Vierge qu'il a tant aimée, et tant travaillé à
» faire honorer sur la terre. »

Nous pourrions multiplier les citations, si les bornes de cet écrit nous le permettaient. Toutefois, nous ne résistons pas à la pensée de transcrire une pétition, faite par une pauvre ouvrière elle est l'expression naïve et sublime des vœux et des sentiments de toute la population pieuse qui nous entoure. Nous citons textuellement :

PÉTITION A LA REINE DU CIEL.

« Ma bonne et clémente Reine,

» Voici à vos pieds la plus coupable et la plus
» vile de toutes celles qui sont de votre garde
» d'honneur. C'est parce que je suis la plus mi-
» sérable, qu'il faut me permettre de vous de-
» mander la plus grande des grâces, pour moi
» et pour tous les Associés, qui vous la deman-
» dent tous les jours.

» Ma bonne Reine, voyez tout votre peuple et
» tous vos fils, qui sont dans la plus profonde
» tristesse et dans la plus grande douleur qu'on
» puisse éprouver sur la terre ; car il semble que
» vous avez décrété, avec votre ministère du
» ciel, que vous voulez nous enlever notre bon
» Père, notre bon général et notre frère.

» O ma Reine, si c'est par notre faute que
» nous avons mérité cette terrible punition, ah !
» de grâce, pardonnez-nous et punissez-nous

» nous-mêmes; mais ne frappez pas le juste pour » les coupables; pardonnez-nous à tous.

» Aimable Reine, comme je vois venir le jour » de votre glorieuse fête, il me semble que vous » me dites au fond du cœur qu'il manque quel- » que chose à votre bonheur pour cette belle » fête, qui sera si glorieuse et si belle, que vous » voudrez y appeler votre bien-aimé fils et ser- » viteur.

» O ma bonne Reine, si vous avez pensé ainsi, » je vous donnerai à choisir parmi tous les ro- » siers que vous avez sur la terre; coupez la rose » qui vous fera le plus de plaisir; mais, de grâce, » ne coupez pas encore celle-ci; car il arrivera » que bien d'autres rosiers en pourront mourir. » — Et puis, regardez! votre royaume est en- » core bien petit, et pas bien solide, à côté de » celui du démon, qui est bien grand et bien fort!

» O ma Souveraine, privez-vous encore de » cette gloire! Pitié pour les pauvres pécheurs » et la sanctification des justes! Présentez notre » pétition à la très-sainte et adorable Trinité. » Faites éclater votre puissance! Bénissez vous- » même les remèdes; car vous êtes le salut des » infirmes. Soyez vous-même sa garde-malade,

» puisque les médecins n'ont plus de secours » pour le guérir.

» O Reine compatissante, je compte sur votre » maternelle bonté! Comment pourrais-je per- » dre l'espoir! Rappelez-vous que pour un mi- » sérable salut que je vous ai fait, sans vous » connaître, ni votre divin Fils, oui, ma Reine, » vous m'avez accordé les plus grandes grâces » qu'on puisse accorder à une créature sur la » terre ; voilà pourquoi j'ai tant confiance en » vous, tout indigne que j'en suis. Je ne pour- » rai jamais vous rendre ces bienfaits, mais que » tous les enfants du Rosaire vous rendent hon- » neur et gloire, amour et reconnaissance !

» O Marie, je vous en conjure, au nom de » tous vos fils bien-aimés, au nom de tous les » chefs de votre état-major de la terre, et de tout » votre peuple d'associés, qui désire de grand » cœur la même grâce; je vous le demande par » les Mystères de la vie, de la mort et de la ré- » surrection de votre divin Fils, par l'interces- » sion de tous vos saints Anges et de tous vos » Saints, particulièrement de S. Dominique, ac- » cordez-nous la guérison de notre Père bien- » aimé.

« Oui, ma Souveraine, si vous nous refusez » cette grande grâce, le démon se moquera de » nous, quand il nous verra dire notre Rosaire; » il fera rire tout son enfer avec lui. — O ma » bonne Mère, accordez-nous cette grâce, et nous » travaillerons bien à votre gloire, et nous fe» rons une grande fête en votre honneur. Priez » pour nous ! »

Signé : Votre état-major, Chefs, et tout votre peuple d'Associés, et votre fille ***.

Lyon, ville de Marie, le 10 août 1862.

Un trait achèvera de peindre la douleur et la consternation de ces bonnes âmes. C'était le vendredi, ce même jour où le médecin avait prononcé la sentence. Le Père chargé de dire le St-Rosaire à la chapelle, selon l'usage du Couvent, alla auprès du malade, pour lui demander ses recommandations : « Recommandez bien, lui » dit-il, à toutes les associées, de demander ma » guérison à la très-sainte Vierge, non pas pour » moi, mais pour elles. » Or il arriva que, tout en expliquant le quatrième mystère douloureux, et en recommandant la résignation à toutes les croix que le bon Dieu nous envoyait, le Père se mit à dire, mais en sanglotant : « Mon Dieu ! la » croix que vous nous envoyez en ce moment » est bien lourde !..... Pauvre Père Marie-Au- » gustin ! si vous alliez mourir, quelle croix » pour nous ! Oh ! quelle lourde croix !..... » A l'instant même, il y eut dans la chapelle un tel redoublement de larmes et de sanglots, que l'on comprit seulement alors combien notre cher Père était aimé, et combien sa vie était précieuse à toutes ces âmes si pieuses et si dévouées à l'œuvre du Rosaire.

Mais, disait-on de toutes parts, il est impossible que tant de vœux, de supplications, faites avec une telle unanimité de sentiments et avec tant de ferveur, n'obtiennent pas leur effet. Autrement on ne comprendrait plus rien à l'efficacité de la prière, et surtout de celle du St-Rosaire. On s'étonnait que la très-sainte Vierge n'eût pas encore fait ce miracle de la guérison de notre cher malade ; plus elle semblait la retarder, plus on la pressait de l'opérer ; et, comme la lenteur de la guérison ne répondait pas à l'impatience de ces âmes dévouées, elles allaient jusqu'à s'en plaindre hautement à cette divine Mère.

Enfin Marie sembla se laisser fléchir : ainsi

que nous l'avons dit, un mieux notable se fit remarquer dans l'état du malade, ce samedi même où il s'attendait à mourir. La nuit fut bonne, la dyssenterie diminua, et un commencement de réaction se fit sentir, au grand contentement du médecin et de nous tous. Les jours suivants, rien d'extraordinaire ne se passa, si ce n'est que le mieux progressa, très-lentement sans doute, mais sûrement, jusqu'au lendemain de l'Assomption, jour du départ de notre Père pour Pélussin.

On vit alors renaître en même temps la joie et l'espérance dans tous les cœurs. On continuait à prier; les premiers efforts, encouragés par ce premier succès, redoublèrent d'ardeur et d'intensité. Les bonnes nouvelles se répandaient avec la rapidité de l'éclair; chacun s'empressait de se consoler par l'espérance de ce qu'on appelait déjà la résurrection du bon Père Marie-Augustin. Les approches de la fête de l'Assomption inspiraient sans doute encore quelques craintes, fondées du reste sur la lenteur du mal à disparaître; car on pensait que Marie voulait l'enlever avec elle, pour lui faire part de son triomphe; mais, disait-on, cette bonne Mère ne sera pas assez cruelle pour nous donner un moment d'espoir, afin de nous le ravir ensuite. Aussi, pour livrer un dernier assaut à sa tendresse maternelle, les congréganistes de Fourvières, au nombre d'environ quinze cents, presque toutes enfants du Rosaire, devaient-elles, pour la plupart, offrir leur communion en ce beau jour à l'intention du P. Marie-Augustin.

Lorsqu'on vit que la fête de l'Assomption se passait, sans que le malade passât lui-même à la vie de la gloire, les craintes disparurent, et on se laissa aller à tous les élans de la joie et de la reconnaissance. Laissons encore parler le cœur des enfants du P. Marie-Augustin :

« Vive Marie ! qui vous a guéri, lui écrivait-
» on de Bonnay ; vive Marie, qui a rendu enfin
» un bon père aux prières de ses nombreux en-
» fants ! Vive Marie, Notre-Dame du très-saint
» Rosaire ! Marie avait besoin sans doute d'avoir
» tous les cœurs en haut, au beau jour de son
» Assomption ; c'est pourquoi elle a fait sem-
» blant d'appeler le Père à elle, assurée de voir
» tous les enfants suivre la même direction.
» Aussi l'avons-nous fêtée et réjouie. Au milieu
» du chœur des enfants, un beau trône lui avait

» été dressé. Marie immaculée nous apparaissait » là, comme une tendre Mère et une douce » Reine, au milieu des fleurs et des lumières. » Elle était toute rayonnante. Le soir, à 8 heures, » le chapelet a été récité et chanté par les reli- » gieuses et les enfants, et deux petits anges de » 6 à 7 ans, vêtus de blanc, jetaient des fleurs » aux pieds de Marie, pendant le chant de cha- » que Mystère. Mais venez, venez plutôt vous- » même, bien bon et Révérend Père, et tous en- » semble nous fêterons de nouveau Marie avec » encore plus d'allégresse et d'amour. »

« Gloire à Marie, et mille fois plus d'amour, » nous écrivait à son tour la R. Mère Prieure du » même monastère ; pourrais-je ne pas la remer- » cier et la louer avec vous ! Qu'elle soit donc » bénie et aimée davantage, par celui qu'elle » nous a conservé, et par nous, témoins si heu- » reux de sa puissance et de son amour! »

« J'espère, écrivait-on de Poitiers, que nous » pouvons chanter joyeusement *Alleluia*, à » l'heure qu'il est, et que nos actions de grâces » à Jésus et à Marie doivent être sans mesure ! »

On entendait de partout ce même concert de louanges et de bénédictions adressées à Marie, de félicitations adressées au bon Père et à nous.

Ces sentiments passèrent aussi dans les actes. Le T. R. P. Provincial s'empressa d'aller célébrer une Messe d'actions de grâces le jour même de l'Assomption, à Notre-Dame de la Salette, pour accomplir le vœu qu'il avait fait, si notre bonne Mère guérissait son cher enfant. D'autres personnes firent célébrer des Messes même solennelles d'actions de grâce, et offrirent des communions et des prières, avant même que l'état du Père n'inspirât plus de sérieuses inquiétudes, voulant ainsi forcer en quelque sorte la très-sainte Vierge, par des remercîments anticipés, à accorder la grâce qu'on lui demandait avec tant d'instances. Qu'on nous permette d'insérer ici, comme témoignage de la reconnaissance de tous, cette pièce de vers aussi bien inspirée que bien sentie :

A MARIE.

AMOUR ET RECONNAISSANCE.

Tu voulais couronner le fils de ta tendresse,
L'inonder sur ton sein et d'amour et d'ivresse
Que le jour était beau ! J'aperçois dans les cieux
Les Anges préparant leur chant mélodieux !

Et ta céleste main, ô bonne et douce Mère,
Venait rompre les fers de l'enfant du Rosaire.

Mais, hélas ! entends-tu nos longs cris de douleur
Et les brûlants soupirs qui brisent notre cœur !
Tu demandes ton fils; mais il est notre père.
Notre ange, notre âmi, notre bien-aimé frère ?
Ah ! pitié pour nos pleurs; nous baisons tes genoux,
Mère, nous t'en prions, ô Mère, exauce-nous !
Et qui nous parlerait de ton très-saint Rosaire ?
Qui, mieux que ton enfant, à notre pauvre terre
Prêcherait ton saint nom avec autant d'amour ?...
Et puis ne vois-tu pas, t'implorant en ce jour,
Ses frères éplorés, brisés par la souffrance,
Demander à ton Cœur un rayon d'espérance ?
Prive-toi de ton fils; oh ! ne diffère plus !
Nous te le demandons par le sang de Jésus !
Nous te le demandons par la larme première
Qu'il versa doucement dans ton sein, tendre Mère;
Nous te le demandons par tes propres douleurs,
Alors que, tout sanglant, tu le baignais de pleurs !

Marie ! ah ! nous offrons notre corps en victime;
Ouvre pour notre cœur de souffrance un abîme;
Nous acceptons la mort au printemps de nos jours,
Mais exauce nos vœux, prête-nous ton secours !

. . . .

Et Marie, inclinant son regard tutélaire ,
Fit couler en nos cœurs un baume salutaire.

Sa main vint essuyer nos larmes de douleurs
Et verser à pleins bords la coupe de douceurs;
En notre âme sa voix, si pleine de tendresse,
Fait succéder la paix d'une sainte allégresse;
Car son cœur, tout brisé par nos cris déchirants,
A rendu dans l'exil un père à ses enfants.

. . . .

Merci, Mère, merci ! nos hymnes, nos louanges,
Vont trouver de l'écho même parmi les Anges;
Partout nous redirons ta sublime grandeur,
Ta bonté, ton amour, les trésors de ton cœur.

Ah ! venez à Marie, âmes dans la souffrance,
Portez à son autel toute votre espérance.
Elle est mère, et son cœur sera toujours ouvert
A l'enfant qui l'implore, après avoir souffert !...
Et nous, enfants du ciel, enfants du St-Rosaire,
Nous n'aurons qu'une voix pour chanter notre Mère,
Et nous n'aurons qu'un cœur pour dire ses bienfaits,
La louer, la bénir, et l'aimer à jamais.

Les enfants du St-Rosaire de Mauléon.

15 août 1852.

Hélas ! lorsque nous recevions tous ces magnifiques témoignages de reconnaissance, déjà la maladie avait repris le dessus ; nos craintes, à nous, témoins assidus des souffrances de notre bien-aimé Père, devenaient de plus en plus vives ; déjà nous entrevoyions avec une amère tristesse le dénouement bien différent que Marie nous préparait. Quel contraste ! ces hymnes, ces louanges, ces élans de la reconnaissance et de l'amour, avec l'angoisse de nos cœurs et l'amertume qui inondait notre âme.! N'était-ce pas pour nous faire souvenir de cette parole de Notre Seigneur: *Tristitia vestra vertetur in gaudium.* votre tristesse sera changée en joie , ou pour nous dire que dans ce trépas, dont nous allions être les témoins, il y avait plus à louer et à bénir qu'à pleurer et à gémir.

Quels regards de complaisance et d'amour la très-sainte Vierge devait abaisser sur ce grand spectacle ! Quel doux plaisir devait-elle éprouver à contempler cette sublime manifestation de la confiance qu'on avait en elle , et de l'amour qui unissait à leur père et à leur chef chacun des membres de sa chère famille du Rosaire et de sa Garde d'honneur ; à voir ce zèle que l'on déployait pour sa gloire par l'extension de cette belle œuvre ; ce désir ardent qu'on avait d'être encore excité, encouragé, réchauffé dans son amour par celui qui savait si bien l'allumer dans tous les cœurs ! Disons-le hautement , si Marie s'est tant laissé prier et solliciter, c'est qu'elle y trouvait sa propre gloire ; c'est qu'aussi elle voulait rapprocher de plus en plus les Associés de son Rosaire de leur vrai centre, les enfants de St. Dominique, qu'elle leur a donnés dès l'origine pour pères et pour guides ; c'est qu'elle voulait la plus grande sanctification de ce premier restaurateur d'une dévotion qui lui tient tant à cœur, afin qu'il pût la soutenir davantage dans la gloire du ciel ; c'est qu'elle voulait donner à tous ces chers enfants le mérite d'avoir augmenté la couronne de leur père, comme lui-même avait travaillé à embellir la sienne. Non, *les voies de Marie ne sont pas les voies des hommes, les pensées de Marie ne sont pas les pensées des hommes* : nous ne le comprenons pas lorsque nous sommes sous le coup de la douleur ; mais lorsque les événements sont accomplis, nous ouvrons les yeux à la lumière, et nous voyons clairement, par les grâces qui en résultent, comment toutes *les voies de Marie*, comme celles de son Fils, *sont miséricorde et vérité. Universæ viæ Domini misericordia et veritas* (1). Nous le verrons de plus en plus, n'en doutons pas. Chaque jour Marie nous en donnera de nouvelles preuves.

(1) Ps. XXIV, 10.

CHAPITRE IV.

Fruits spirituels des prières faites pour le Père Marie-Augustin ; vertus qu'il pratique dans la première période de sa maladie.

La prière s'élève du cœur vers le ciel, vers Jésus, vers Marie, et la miséricorde en descend comme une douce pluie qui arrose les âmes, les rafraîchit, les épanouit et leur fait produire des fruits de vertus. Lorsque nous demandons des grâces temporelles, souvent nous ressemblons à la mère des enfants de Zébédée, à qui Notre-Seigneur disait (1): *Vous ne savez ce que vous demandez.* Aussi Notre-Seigneur et notre Dieu, qui dans l'abondance de miséricorde surpasse les vœux et les désirs de ceux qui le prient, et qui, selon saint Paul, *nous accorde bien au-delà de ce que nous demandons ou de ce que nous pouvons concevoir* (2), nous donne-t-il toujours, alors

(1) Matth., XX, 22.
(2) Eph. III, 20.

qu'il semble nous refuser l'objet même de nos demandes, des choses infiniment meilleures pour nous et plus glorieuses pour lui. Il en est de même de Marie, qui est la généreuse dispensatrice de toutes grâces qui nous viennent du ciel. C'est ce que nous allons toucher du doigt, en étudiant les dispositions de l'âme de notre bon Père Marie-Augustin, et en rapportant les merveilles que la grâce opérait en lui, tandis que la maladie épuisait les forces de son corps; car jusqu'à présent nous n'avons dit que bien peu de choses de son intérieur, nous réservant de grouper dans un seul tableau tous les exemples de vertus qu'il nous a donnés, afin de les faire mieux ressortir.

Dès qu'il se vit atteint de sa maladie, le bon Père Marie-Augustin en remercia Notre-Seigneur et sa très-sainte Mère, comme d'une grâce insigne qui lui était faite. « Quelle grâce! nous » disait-il, quelle grâce! » Ce cri de son âme reconnaissante, il le répéta souvent, et à mesure que son mal prenait un caractère plus sérieux, il sentait plus vivement le bienfait de la souffrance. Depuis longtemps, pour faire trêve avec les occupations incessantes que lui donnait l'œuvre

du Rosaire , il désirait que la maladie vînt le clouer sur son lit, afin qu'il pût , libre de toute occupation extérieure vaquer, en paix aux choses de Dieu et de son âme. De là cette faim et cette soif de solitude qu'il manifestait aux âmes intimement unies à la sienne. « Je vous avais de» mandé, dit-il au Père Prieur , de prolonger
» ma retraite, et voilà que Marie m'a exaucé ,
» car voici la prolongation de ma retraite...Oh !
» cette fois-ci , ajoutait-il, je veux me convertir
» tout de bon. — Profitez bien, lui dit ce dernier,
» de cette grâce que Marie vous accorde ; cette
» maladie sera plus utile à votre sanctification
» que dix années de ministère. — Ah ! je crois
» bien, » reprit-il d'un ton convaincu. Il dit au Père qui le veillait : « Il faut sérieusement nous
» remettre à la pratique des vertus. Il faut faire
» une seconde édition de nous-mêmes : la pre-
» mière a été remplie de tant de fautes ! Faisons-
» en une seconde pour correspondre aux grands
» desseins de Dieu sur nous. Mon Dieu ! si je
» reviens à la santé, comme je mènerai une vie
» différente, une vie plus sérieuse, plus surnatu-
» relle, plus remplie de solides vertus. » Il revenait sans cesse à cette pensée : « Il me faut com-

» mencer à pratiquer sérieusement les vertus » religieuses; je n'en ai point eu jusqu'à ce jour. » Ah ! ajoutait-il, la maladie fait bien mieux » comprendre les choses; » ou bien encore : « On voit bien autrement les choses au lit de » la mort. »

C'était donc d'abord une rénovation complète de lui-même qui s'opérait en lui, une sorte de transformation qui le faisait passer à un degré supérieur de la vie chrétienne et religieuse.

L'homme extérieur était en proie à la douleur et à l'infirmité; mais l'homme intérieur se renouvelait de jour en jour. Son humilité, lui faisait croire qu'il n'avait aucune vertu: c'est que comme saint Paul, oubliant tout ce qu'il avait pu faire ou acquérir, *quæ retrò sunt obliviscens*, il s'étendait à ce qu'il voyait devant lui, *ad ea vero quæ sunt priora extendens meipsum* (1); et nous savons que plus les Saints avancent dans la carrière des vertus, plus ils y découvrent des horizons nouveaux.

Aussi ce recueillement dont il avait si faim et si soif, cette paix intérieure dont nous avons

(1) Phil, III. 13.

déjà parlé devenait-elle plus profonde et plus pure. Tantôt il se perdait dans le Cœur de Jésus ou dans l'âme de son divin Maître ; tantôt il se reposait amoureusement dans le sein de Marie, avec Jésus lui-même ; tantôt même il se plongeait dans les abîmes sans limites de la sainte Trinité, s'anéantissant devant elle, lui rendant ses hommages, ses adorations, lui faisant oblation de lui-même en union avec Jésus pontife et victime, pour la gloire du Père et le salut des hommes. Il faisait cela sans effort, et selon l'attrait du moment : c'est à peine si sa souffrance, ou l'affaiblissement de son corps, ou l'accablement produit par un sommeil factice le faisaient sortir quelque peu de cet état habituel. Aussi avait-il plus que de coutume un air pénétré, grave et sérieux, quelquefois même solennel, bien qu'il fût toujours aimable et gracieux. Il aimait et demandait parfois à parler ou à entendre parler de Jésus, ou de Marie, ou de choses pieuses; mais il demandait aussi quelquefois qu'on le laissât dans sa paix et sa solitude, afin d'en savourer plus à l'aise le fruit et la douceur. Ainsi son oraison était continuelle, accomplissant à la lettre cette règle que saint Dominique donna à ses enfants : *Semper cum Deo aut de Deo loquentes* : Parlez toujours de Dieu ou avec Dieu. S'il pénétrait dans les profondeurs de Dieu par la contemplation, il s'y plongeait bien avant et tout entier ; s'il parlait de Dieu, c'était avec une onction, une vérité qui pénétrait jusqu'au fond de l'âme de ceux qui l'entendaient.

Ses exercices de piété étaient, on le comprend bien, très-restreints, ou pour mieux dire, il était dans un continuel exercice de la piété et de la ferveur.

Une grande peine qu'il éprouva dès le commencement fut de ne pas pouvoir dire son Office; il se reprochait comme une lâcheté de ne l'avoir pas dit ; il s'en ouvrit tout d'abord à son supérieur, qui le tranquillisa, lui disant que quand on était malade à ce point, on en était dispensé, et que d'ailleurs il pouvait bien y suppléer en offrant sa maladie à Notre-Seigneur comme compensation : ce qu'il fit.

Il regretta, comme nous, d'être privé de la sainte Messe le Dimanche même qu'il entra à l'infirmerie, les Pères devant dire la Messe à l'église à heure fixe pour les fidèles ; mais il s'en dédommagea les jours suivants en entendant de son lit les Messes qui se disaient dans l'oratoire de l'infirmerie. Il recommandait bien au Frère infirmier de dire aux Frères qui le servaient de sonner un petit coup en commençant; et comme, étant couché, il ne pouvait voir l'autel, il demandait souvent au Frère où en était la Messe. Un jour, le Père qui l'avait gardé pendant la nuit lui dit : « Mon Père, je vais dire » la sainte Messe» —« *Ubi* ? » répondit-il. — «Là, » tout à côté : que voulez-vous que je demande? — « Demandez que je sois tout plongé » dans le sang de Jésus. »

La sainte Communion faisait ses délices. Depuis le jour où il la reçut en viatique, il la fit tous les jours par dévotion. Il avait faim et soif de Notre-Seigneur. Il lui tardait de recevoir son Dieu, son bien-aimé, la vie de son âme; il s'informait de l'heure à chaque instant, et trouvait que minuit tardait trop à venir : — Que ces aiguilles tournent lentement! disait-il à un Frère qui lui indiquait l'heure, en lui faisant voir sa montre.

Les deux jours qui précédèrent son départ pour Pélussin, il pria humblement le Père maître des novices de venir après la sainte Messe, qu'il célébrait à cinq heures, faire son action de grâces près de son lit. Ce bon Père le fit volontiers ; il s'entretenait à haute voix avec Notre-Seigneur près du lit du malade, et ces deux âmes s'unissaient dans les mêmes sentiments d'amour et de reconnaissance aux pieds du divin Maître. Quels heureux moments! quelle admirable union des âmes en Jésus et avec Jésus !

Pour son action de grâces, il entrait habituellement dans un grand recueillement; il voulait être seul pour s'entretenir avec son Jésus. Seulement il admettait Marie dans ces doux colloques. On lui entendit dire plusieurs fois : « Sainte Marie, Mère de Jésus, faites vous-même » ce que je ne puis pas faire ! » C'était quand le corps appesanti par la maladie ne lui permettait pas de se livrer à toute la ferveur de son amour : ou bien alors il s'anéantissait, se contentant de s'unir à Notre-Seigneur comme victime, et de lui offrir ses souffrances et son incapacité. Ce lui fut une peine très sensible en quittant Lyon, que de se voir privé de l'assistance à la sainte Messe et de la Communion quotidienne ; car le samedi, le lendemain de l'Assomption, fête de Saint Hyacinthe de notre Ordre (cet autre enfant de prédilection de la Mère de Dieu), fut le dernier jour où il put entendre la sainte Messe, il communia encore deux fois depuis, mais cela ne pouvait rassasier sa faim. Aussi demanda-t-il si l'on ne pourrait pas obtenir la permission de célébrer les saints Mystères dans sa chambre, et de lui donner la sainte Communion. Les circonstances ne permirent pas que l'on pût donner suite à ce projet. Toutefois il s'efforçait de suppléer à la communion sacramentelle par de fréquentes communions spirituelles, qui étaient encore un grand rafraîchissement pour son âme.

A ce propos, il dit un jour au Père Prieur, c'était à Pélussin, alors qu'on espérait que bientôt sa convalescence lui permettrait de célébrer les saints Mystères : « Oh ! la première fois que je pourrai » dire la sainte Messe, j'y mettrai *trois heures*, » pour me dédommager d'avoir été si longtemps » privé de la dire. » Comprenant aussitôt que ce serait se rechercher lui-même, et s'écarter des règles ordinaires, il ajouta : « Est-ce que cela est » permis ? C'est peut-être par sensualité spiri- » tuelle que je dis cela. » Ce beau projet devait, selon nous, se réaliser le beau jour du saint Cœur de Marie. Nous ne pensions pas alors que ce ne serait pas seulement pendant *trois heures*, mais pendant toute l'éternité que ce digne ministre des autels, prêtre et victime tout ensemble, se dédommagerait de ses cruelles privations.

Souvent aussi, très-souvent, il embrassait le Crucifix qu'il avait suspendu à son cou, lui disant mille paroles affectueuses; il allait du Crucifix à la Madone, de Jésus à Marie, donnant à chacun tour à tour les marques de la plus vive tendresse.

Or il ne recevait jamais la sainte Communion sans s'être préalablement confessé. Il le faisait tous les jours, ou si parfois la maladie l'empêchait, un autre jour il se confessait jusqu'à deux ou trois fois. C'était du reste la pratique habituelle de sa vie de se confesser à peu près tous les jours, du moins quand il était au couvent. On ne s'en étonnera pas, si nous disons qu'il avait une telle pureté et délicatesse de conscience, qu'il ne pouvait supporter dans son âme les moindres petites taches, les moindres apparences de fautes, même involontaires; il lui fallait aller se plonger aussitôt dans la piscine sacrée d'où l'âme sort purifiée et fortifiée par l'application du sang même de Notre-Seigneur Jésus-Christ. Cette délicatesse de conscience se faisait remarquer de ceux même d'entre les Frères qui étaient le moins initiés aux secrets de sa vie spirituelle : « J'ai remarqué, rapporte le Frère infirmier, » chez le Père Marie-Augustin une grande déli- » catesse de conscience. Une matinée il avait » été gardé par un Frère qui l'avait impatienté » par quelques maladresses : « Ce petit Frère me » dit-il, a été cause que je me suis *confessé trois* » *fois ce matin* ; » puis aussitôt il eut regret de » m'avoir dit cela en présence dudit Frère, et se » confondit en excuses auprès de lui. » S'il pre- nait quelque remède qui lui plût, il craignait, di- sait-il, de faire des gourmandises. Il mettait un soin attentif à sanctifier tous ses actes extérieurs par les petites pratiques qu'une piété éclairée suggère aux âmes saintes : jamais il ne prenait aucune boisson, ni aucun aliment, en si petite quantité que ce fût, qu'il ne l'eût béni chaque fois, ou qu'il ne l'eût fait bénir par son supérieur, si celui-ci se trouvait présent. Il n'oubliait pas non plus de demander la bénédiction à ses su- périeurs, souvent même aux simples Pères, lorsqu'ils venaient le visiter, et lorsqu'ils se reti- raient. Il tenait à remonter au lit sans être aidé de personne ; son bon frère nous rapporte que chaque fois qu'il le faisait, il avait soin de prendre de l'eau bénite et de faire le signe de la croix. Son admirable pureté se serait effrayée de tout, si son confesseur ou son supérieur ne l'eussent rassuré souvent. Et où puisait-il cette grande pureté d'âme? on le devine bien, il avait demandé à Marie *un cœur bien pur pour bien aimer Jésus, pour bien aimer Marie*; sa prière était exaucée : c'était au contact de son âme avec Marie, c'est dans cette union habituelle avec la plus pure des créatures, la Vierge des vierges, la Vierge *immaculée*, qu'il purifiait sans cesse son cœur virginal, et qu'en le purifiant sans cesse, il aimait sans cesse davantage.

Mais que dirons-nous de son amour, de sa tendresse envers Marie? Le monde connaît ses grands travaux, son zèle infatigable pour l'amour et la gloire de Celle qu'il avait choisie pour sa mère; mais ce qu'il ignore, ce sont les délicatesses de l'amour le plus naïf et le plus pur, pour qui les petits riens sont de grandes choses : et pourquoi ne le dirions-nous pas, puisque nous en avons été les témoins? Il avait toujours une petite statue de la Sainte-Vierge avec lui ou près de lui; il la contemplait, il lui prodiguait les plus

5

tendres embrassements; il la donnait à baiser à ses frères et aux autres personnes qui venaient le visiter. Il demandait qu'on la lui fît baiser souvent : il la faisait reposer sur son cœur. Quelquefois, quand il dormait, cette statuette s'égarait dans ses couvertures ; alors il la cherchait, il la demandait en disant : *Donnez-moi ma petite Marie.* Souvent même il lui offrait les prémices de sa boisson, en la faisant boire la première dans le vase où il buvait lui-même, ou en la lui faisant bénir : « Ce sont des enfantillages, disait- » il, mais Marie aime ces petits témoignages » de la tendresse de son petit enfant. »

La plupart du temps on mêlait à son breuvage quelques gouttes de l'eau de la Salette. Il avait une très-grande foi dans l'apparition de la Salette, et dans la vertu de cette eau. Il fit lire à un Frère qui le gardait un livre qui établit parfaitement les preuves de cette apparition de la Sainte-Vierge. L'année dernière, il fit le pélerinage de la sainte montagne, et on s'en souvient, il fit le vœu, s'il revenait en santé, de le faire encore.

Il fit un autre vœu plus conforme encore avec les dispositions de son cœur, qui lui fut suggéré par le Révérend Père Provincial : ce fut de toujours prêcher sur la Sainte-Vierge, ou sur le saint Rosaire et ses Mystères; se dévouant ainsi à être plus que jamais le serviteur, le prédicateur, l'apôtre de Marie, pour engendrer par elle les âmes à Jésus son Fils. Nous ne doutons pas qu'il remplisse cette mission dans le Ciel d'une manière plus efficace encore qu'il ne l'eût fait sur la terre, et voilà pourquoi il a plu à Marie de ne pas exaucer ses vœux.

Son cher Rosaire, les premiers jours il le disait encore: de temps en temps il en parcourait les grains et les mystères; quand il devint plus faible, son bonheur était de l'entendre réciter. « Je disais souvent le saint Rosaire au pied de son lit, nous dit le Frère infirmier, et il le suivait avec beaucoup de recueillement, énonçant lui-même les mystères, car c'est là tout ce qu'il pouvait faire. »

Il fit aussi un pacte avec Marie. C'était dans les plus mauvais jours, alors qu'il se sentait pour la première fois près de sa fin. « J'ai tout don-
» né à Marie, nous dit-il : mon esprit, mon
» cœur, ma volonté, mon âme tout entière,
» et mon corps aussi; je lui ai donné mes œuvres,
» mes mérites si j'en ai, et surtout mes péchés,

» quant à la coulpe et quant à la peine : mainte-
» nant ma cause est entre ses mains, c'est son
» affaire, c'est à elle à me défendre ; pour moi
» je ne m'en mêle plus ; j'ai toute confiance en
» Elle. Elle ne m'abandonnera pas : *In te, Do-*
» *mina, speravi, non confundar in æternum* :
» O ma Souveraine, j'ai espéré en vous, je ne
» serai point confondu. » Il disait encore en ce moment cette parole qu'il répètera plus tard :
» *In manus tuas, Domina, commendo spiritum*
» *meum*. O ma divine Dame, je remets mon âme
» entre vos mains. »

Mais c'est quand il parlait de Marie, doucement, à l'oreille de quelque Frère penché sur son cœur, qu'il disait des choses admirables de Celle qu'il aimait si tendrement. Il n'est presque aucun de ses Frères qui ne lui ait entendu dire quelques petits mots de Marie. Il suffisait d'entrer en communication un peu intime avec lui ; aussitôt il parlait de la Sainte-Vierge avec transport ; son doux nom mêlé à celui de Jésus était sans cesse sur ses lèvres. C'étaient quelquefois des dialogues naïfs tels que celui-ci : — « J'aime
» bien, lui disait un de ses Frères les plus ten-
» drement aimés, l'image de Marie lorsqu'elle

» est représentée tenant son petit Jésus dans ses » bras. » — « Je l'aime bien sans cela, » répondit-il ; et montrant la sienne qui tenait les bras croisés sur la poitrine : « Voyez, dit-il, Jésus » est dedans, je l'y trouve. »

La fête de l'Assomption fut pour lui la cause d'une grande joie. Lorsqu'il entendit sonner les premières Vêpres, il entra dans un état d'exaltation extraordinaire; il chantait la belle antienne *Tota pulchra es* des premières Vêpres de ce jour, celle-là même qu'il paraphrasait si bien dans son dernier article de la *Couronne de Marie* (1); il la chantait comme une personne en extase; il la traduisait et la paraphrasait au Frère infirmier; il aurait voulu prêcher sur ces belles paroles, il y trouvait matière à beaucoup de sermons, il ne pouvait se lasser de les répéter. « J'en mour- » rais de joie, disait-il au même Frère ; je ne » veux pas que vous soyez privé de l'entendre à » cause de moi, allez aux Vêpres. » Lorsque le Père Prieur accompagné du Père Matthieu alla le visiter après les Vêpres, il était toujours sous la même impression : « Vous avez chanté *Tota*

(1) Voir le numéro du mois d'août dernier.

» *pulchra es*, leur dit-il; oh! que c'est beau !...
» Si les gens du monde connaissaient toutes ces
» beautés, il y aurait de quoi les convertir :
» mais dans le ciel combien ce sera plus beau
» encore ! » Bientôt il devait entendre chanter ces paroles par les chœurs des Anges et les chanter lui-même avec eux.

Le lendemain matin, il dit au Père Prieur : « Je suis guéri : à minuit, j'ai senti un change-
» ment en moi; la maladie s'est retirée, il ne
» me reste plus que la faiblesse. » Il passa la journée tout entière dans de grands sentiments de joie ; son esprit et son cœur étaient avec sa Mère glorieuse et triomphante dans le ciel, au milieu des Anges et des Saints.

Tout ce que nous venons de dire est sans doute bien admirable; mais ce n'est assurément pas tout ; il nous reste à considérer d'autres vertus plus positives et plus solides. Comme il exprimait le désir de pratiquer ces vertus, le Père avec qui il conversait lui demanda : Et quelle vertu, mon Père, désirez-vous le plus pratiquer ? « Toutes : l'humilité, l'obéissance... l'hu-
» milité, je n'ai jamais su ce que c'était. Mon
» Dieu ! comme on voit différemment les choses

» à l'heure de la mort! » Une autre fois, se penchant affectueusement vers le même Père, d'une voie douce et pénétrée il lui dit : « Mon Père, » donnez-moi l'humilité ; mon Père, donnez-» moi l'humilité. » Le désir de cette vertu le pressait sans cesse. La pensée des grands desseins de Dieu sur l'œuvre de Lyon l'occupait aussi constamment : « Mon Dieu ! s'écriait-il, est-ce » que Dieu veuille bien se servir de nous, *pau-» vres petits riens*, *véritable néant*, pour ac-» complir de si grandes choses! — Si nous étions » bien saints, le bon Dieu ferait encore davan-» tage. — Si nous étions bien humbles, oui, » *bien humbles*. Que nous sommes peu de cho-» se, disait-il encore : comme le bon Dieu a » bientôt fini de nous réduire à rien ! C'est bien » pour m'humilier qu'il m'a envoyé ce genre de » maladie. » Il manifestait à tous ceux qui l'approchaient, d'une manière très-nette et très-précise son désir de s'établir dans une grande humilité; cet attrait paraissait le dominer. Un jour le Père Prieur lui faisant part de toutes les prières que l'on adressait à Marie, de tous les vœux que l'on formait pour sa santé : « Je ne mé-» rite pas cela, répondit-il, remerciez bien ces

» bonnes âmes, dites-leur que je pense à elles ; » Marie le leur rendra... J'aurai presque de l'or- » gueil de tout l'intérêt que l'on me porte ; mais » non, ce serait trop bête. Demandez donc à » Marie pour moi l'humilité. » Nous retrouverons plus loin d'autres traits admirables de cette grande vertu.

Sur ce fondement de l'humilité il avait établi en lui la plus parfaite obéissance. Nous lui avons vu prendre sur ce point les résolutions les plus arrêtées, pendant sa retraite : il commença à les réaliser pendant tout le cours de sa maladie. Son obéissance allait jusqu'au scrupule pour prendre les remèdes les plus pénibles, pour ne boire que ce qu'on lui permettait. Il était obligé de se faire une grande violence pour prendre certains remèdes ; « mais, disait-il souvent, pre- » nons cela par obéissance. Je sais bien, avouait- » il, que tel a le commandement ferme, et » quoique je ne réplique rien, cependant mon » obéissance n'est pas encore assez aveugle. » Il pensait s'humilier, et il ne remarquait pas qu'en cela il ne faisait que mieux ressortir sa vertu. Une fois, il faisait son action de grâces, absorbé dans un profond recueillement, tenant dans sa main sa petite madone ; quand le Frère infirmier vint le déranger pour lui administrer un remède, il revint à lui-même et lui dit : « Vous » ai-je fait attendre longtemps ? m'avez-vous ap- » pelé plusieurs fois ? Oh! il faut être bien obéis- » sant, oui, bien obéissant. » Si on lui faisait observer qu'en parlant il se fatiguait : « Non, » répondait-il; mais pourtant je veux obéir. » Une autre fois il dit au Père Prieur : « Je com- » prends seulement ce que c'est que l'obéissance; » elle ne doit se rechercher en rien : quelquefois » on fait sa propre volonté en faisant celle du » supérieur : maintenant il me semble que si » vous me faisiez faire quelque travail de com- » pilation, je m'y livrerais toute ma vie pour » le bien de l'Ordre. » On sait combien ces sortes de travaux étaient contraires à ses goûts et à ses aptitudes. Deux jours après qu'il fut arrivé à Pélussin, les potions qu'il devait prendre n'ayant pas été bien réglées pour la dose ou pour le temps, il fit dresser par le médecin un catalogue où était détaillé heure par heure ce qu'il devait prendre le jour et la nuit, et il s'y tint avec une telle exactitude, que lorsque le moment était arrivé, il faisait un signal convenu pour qu'on vînt lui administrer le remède prescrit. Le Très-Révérend Père Provincial sachant qu'il avait demandé à la très-sainte Vierge la grâce de mourir, lui défendit de renouveler la même demande, et il s'y conforma avec une simplicité d'enfant. Lorsque pressé par le désir du ciel, il soupirait après les joies de la patrie, il n'osait cependant demander à la Sainte-Vierge de venir le chercher, parce que, disait-il, on me l'a défendu. Il fit plus; car on lui avait ordonné de demander sa guérison, et chaque fois qu'on lui faisait dire cette prière, il la répétait avec l'abandon le plus complet à la volonté de Dieu : « Bonne Mère, guérissez-moi. » Nous le verrons jusque dans les bras de la mort accomplir cet acte héroïque d'obéissance.

Oui, il s'était abandonné complètement, aveuglément à la sainte volonté de Dieu, à la volonté de Marie. Si on lui parlait de sa guérison, ou de toute autre chose : Comme Marie voudra ; comme Jésus voudra; mon Père, comme vous voudrez, telle était sa réponse. Et cet abandon avait produit dans son âme un détachement absolu de toutes choses: « Il faut, disait-il, que je sois » aussi bien détaché de tout. » — « Eh! mon

» pauvre Père, à quoi pourriez-vous tenir ? » — « Je vois bien que je ne tiens à rien sur la terre. » Je fais le sacrifice de Pélussin... je fais le sa- » crifice de toutes les personnes. » — « Mon Père, » lui répondit son interlocuteur les larmes aux » yeux, vous retrouverez tout en Jésus et en » Marie. — Oui... comme on voit différemment » les choses à l'heure de la mort ! C'est bien com- » me me disait ce ministre à Angers : si l'on y » pensait bien, l'on n'aurait plus le courage de » faire aucun commerce. Quel ministre !.. Je vous » le dirai une autre fois : je suis trop fatigué. »

Lorsque son état devint meilleur, et qu'on espérait sa guérison, la pensée d'aller à Pélussin lui souriait beaucoup : pendant quelque temps il parut y tenir, dans le désir d'accélérer sa convalescence. Mais la veille de l'Assomption, le Révérend Père Prieur étant près de lui, et lui ayant représenté l'inconvénient que pourrait avoir un voyage prématuré pour lui, qui pouvait à peine se tenir, et que le moindre bruit, la moindre petite secousse faisait souffrir, il se recueillit, et répondit : « Ah ! vous avez bien » raison, je ne l'avais pas compris ; la Sainte- » Vierge vient de m'ôter cette idée de la tête,

» c'est une grâce! oh! oui, je le vois bien, sans » un miracle de sa part, je ne pourrais pas faire » ce voyage; je mourrais en chemin. Ce sera donc » comme vous voudrez, comme voudront les » médecins. Je resterai si l'on veut, je partirai » si l'on veut, et quand on voudra; je suis indif- » férent à tout, si ce n'est à faire la volonté de » Dieu. »

Mais combien ne dut-il pas lui en coûter pour faire généreusement tous les sacrifices que demandait de lui l'accomplissement de la volonté de Dieu! Les âmes, celles surtout que Notre-Seigneur lui avait unies d'une manière plus particulière, ces chères âmes, il les unissait à lui dans la même immolation. Combien d'entr'elles doivent sentir, par ce qu'elles ont éprouvé elles-mêmes, la grandeur et l'amertume de ce sacrifice! Lui cependant devait en souffrir au fond de son cœur autant que toutes ensemble.

« Le Rosaire même, le Rosaire, disait-il, n'est » plus le mien; il est tout entre les mains de » Marie; j'ai fini mon œuvre; il en faut un au- » tre; vous continuerez cela... Je ne tiens plus » à rien, rien. Il n'y a plus que ce maudit pé- » ché qui tient encore à moi; mais je le déteste, » et prie Marie de m'en dépouiller. »

Nous n'avons dit encore que bien peu de chose de sa patience. Notre cher Père a souffert extrêmement dès les premiers jours de sa maladie ; les remèdes ne lui donnaient que peu ou point de soulagement, et il lui était souvent très-dur et très-pénible de les prendre : cependant tous tant que nous sommes, témoins de ses souffrances corporelles qui retentissaient douloureusement dans le fond de nos cœurs, nous pouvons rendre ce témoignage que sa patience et sa résignation ne se démentirent jamais ; jamais nous n'entendîmes proférer la moindre plainte. Que de fois, au contraire, ne dit-il pas à quelqu'un de ses frères : « Qu'il est bon de souffrir! Jésus et » Marie ont tant souffert pour nous!... — Souffrez-» vous beaucoup? — Non, pas beaucoup. — D'au-» tres fois il disait. Beaucoup et pas beaucoup; » — voulant dire que ses souffrances, quelque grandes qu'elles fussent, lui paraissaient petites et douces à porter. Tant il est vrai que l'amour rend tout fardeau léger !

Il se trouvait trop bien soigné, et regrettait de n'avoir pas à souffrir de la pauvreté religieuse ; il allait même jusqu'à refuser par esprit de mortification les petits soulagements qu'on lui don-

nait. « Je suis comme un sybarite, disait-il au Père
» Prieur ; voyez, je ne manque de rien ; les pau-
» vres ne sont pas traités et soignés comme ce-
» la. » Et comme ce dernier lui répondait que c'était un grand devoir pour lui de lui procurer tous les remèdes, tous les soulagements nécessaires et utiles à sa santé, et que s'il pouvait faire davantage il n'hésiterait pas d'un seul instant : « Ah ! répondit-il, je ne mérite pas tout
» cela ; mais qu'on est heureux en religion d'ê-
» tre l'objet de tant d'affection et de dévouement !
» Les gens du monde, les riches eux-mêmes
» pourraient envier notre sort. »

Il rendait bien de son côté à ses supérieurs et à ses frères la réciprocité de ces témoignages d'affection et de charité. Sa tendresse pour eux devenait de plus en plus vive ; son cœur se dilatait envers eux à mesure qu'il était plus uni à Dieu et purifié par la souffrance.

Les entretiens avec ses supérieurs et avec ses frères étaient la plupart très-intimes ; il aimait à épancher son âme dans la leur, et à leur donner à tous des marques non équivoques de la plus pure charité. Un jour dans la conversation il fit remarquer à un de ses frères un petit défaut ; quelque temps après, le cher malade voulut lui en faire des excuses ; le Père répondit qu'il lui avait fait grand plaisir, et lui témoigna le désir qu'il en agît toujours avec la même charité. Il lui dit alors d'une voix accentuée : « Je vous le promets. » — « Je n'ose trop compter » sur votre promesse ; je crains bien que vous » n'y pensiez plus. » — Il le regarde fixément, et d'une voix très-accentuée : « Je vous le promets : » quand je parle de cette manière, cela veut dire: » sachez-le, je tiendrai : soyez tranquille, je ne » vous épargnerai pas; je ne vous passerai rien. » — Et pour combien de temps faisons-nous ce » petit contrat ? — C'est pour toute la vie ; seu» lement nous aurons soin de le renouveler de » temps en temps. »

Il regrettait toujours d'être une cause de dérangement et de fatigue pour ses frères : « Toute » la maison est sens dessus dessous à cause de » moi, disait-il en gémissant au P. Prieur ; ces » pauvres frères n'en peuvent plus. — Ce n'est » rien, cher Père, nous sommes trop heureux » de vous prodiguer tous les soins que réclame » votre état : ne vous inquiétez pas de cela. Ne » faut-il pas que nous fassions pour vous ce que

» vous avez fait pour les autres ? Vous avez as-
» sisté le P. Joseph et le petit frère Joseph dans
» leur maladie; vous avez été l'infirmier de vos
» frères; laissez-les donc faire ! — Ah ! reprit-il,
» je n'ai rien fait qui vaille. » Il fallait prévenir, deviner même ses besoins, tant il craignait d'être à charge.

Il avait toujours une parole de reconnaissance ou de charité à dire à ceux qui s'approchaient de lui, ou lui donnaient quelque chose : « Dieu
» te récompensera des soins que tu as pour
» moi, » disait-il à son jeune frère, qui lui rendit pendant les quinze derniers jours de sa maladie, particulièrement à Pélussin, tous les services que demandait son état, avec un affectueux et infatigable dévouement. Il était très-sensible aux bons soins et au généreux intérêt que les médecins donnaient à sa santé. Il ne manquait pas de leur donner des témoignages de sa reconnaissance, et de se souvenir d'eux dans ses souffrances. Il recevait avec un gracieux et aimable sourire ceux qui venaient le visiter; il aimait aussi que l'on fût gai près de lui. Un jour qu'une circonstance particulière m'avait fait rire, dit le Frère infirmier : « Ah ! me dit-il, je suis content

» de vous voir rire. Il n'y a rien qui me fasse » plus de peine que de voir que l'on est triste » auprès de moi. » Plusieurs fois il dit à son jeune frère : « Faisons souvent l'aumône : c'est » bien certainement parce que je me rendais le » plus possible utile à mon prochain, que Dieu » m'a secouru, m'a protégé ; aujourd'hui je le » reconnais ouvertement. »

Nous rapporterons encore d'autres traits de sa charité; mais surtout nous verrons dans la suite cet esprit de charité vis-à-vis de ses frères, de ses proches, de tous ceux qui lui étaient unis, se manifester d'une manière héroïque et sublime par l'offrande de ses souffrances et de sa mort, et par les promesses qu'il leur fit au-delà de cette vie, voulant que les liens qui l'unissaient à tous, loin d'être brisés par la séparation, devinssent au contraire plus forts et plus durables.

Mais nous ne pouvons pas omettre de faire remarquer ici comment, jusque dans sa maladie, il exerçait en toute circonstance le ministère apostolique, cette expression la plus parfaite de l'esprit de charité envers les âmes. Pouvait-il s'abstenir de prêcher, cesser d'être apôtre un seul instant, et surtout apôtre de Marie, lui dont la vie tout entière fut un apostolat ?

Nous l'avons vu déjà donner ses instructions à ceux qui devaient le remplacer le premier dimanche du mois d'août. Comme il ne pouvait rédiger l'article de la *Couronne de Marie* pour le mois de septembre, il voulut cependant y mettre quelque chose du sien : il fit donc ajouter les recommandations pratiques qui se trouvent à la fin, pour honorer dignement la Nativité de la bienheureuse Vierge. Quand il parlait aux Frères, tout ce qu'il disait portait à l'édification, à l'amour de Jésus et de Marie; s'il parlait à quelque Père c'était pour lui recommander le Rosaire.

Un jour, après avoir recommandé à un d'entr'eux les cantiques dont nous avons déjà parlé, il passa sa main autour de son cou, et s'approchant de son oreille, il lui dit cette parole, qui jamais ne s'échappera de son cœur : « Père, travaillez bien au Rosaire; » et ce Père lui promit d'y travailler jusqu'à son dernier soupir.

J'étais, dit un autre Père, depuis plusieurs heures auprès de son lit, sans oser lui adresser la parole, à cause de son état de fatigue: il me fit signe d'approcher. Me présentant à baiser la statuette de la Sainte-Vierge, il me dit : « Et vous aussi vous serez un de ses chevaliers intrépides; » et après un

moment : « Toute votre vie, n'est-ce pas ? » — Je le lui promis. Je voulus ajouter : « Vous êtes heureux d'avoir pu procurer la gloire de Marie. » Mais lui : « Priez pour moi, reprit-il, afin que je me convertisse sérieusement. » Il prononçait ces paroles d'un ton si pénétré que je me sentis ramené comme forcément à des pensées d'humilité. Je voulus les exprimer, il m'arrêta : « Et de quoi donc vous ac-
» cuser ? c'est à moi de m'humilier devant vous. » Et il m'embrassa. Le même Père continue :

C'était au moment de monter à Fourvières ; quand j'entrai dans sa chambre, il me dit : « *Benedicite*, » et il inclina la tête. « Vous prêcherez
» Marie ; par là vous serez estimé deux fois plus
» qu'en disant de très-belles choses qui n'au-
» raient point trait directement à elle.

» Vous ferez au moins deux instructions sur
» le Rosaire, et vous le réciterez pendant la
» messe chaque matin.

» Vous porterez toujours avec vous en chaire
» la *Rose mystique*, ce livre étant le Manuel des
» associés ; et vous leur montrerez la manière de
» s'en servir. Plusieurs l'ouvrent au hasard et li-
» sent quelques lignes ; ce n'est pas ainsi qu'il faut
» faire. Vous leur expliquerez les richesses du

» Rosaire, et la manière de méditer les Mystères.

» D'abord vous leur direz ce qu'est la méditation en général ; puis vous entrerez dans le détail des parties dont elle se compose. Il y aura des personnes qui vous diront : je n'ai pas le temps. Répondez-leur : Vous êtes une pauvre ouvrière qui avez beaucoup de travail et peu de temps ; eh ! bien, le matin prenez votre Crucifix, baisez-le dévotement et dites : O bon Jésus, je vous adore et vous aime de toute mon âme; ayez pitié de moi, et bénissez mes petits enfants.

» Vous ferez une fois en public une méditation qui puisse servir d'exemple et de modèle. Vous commencerez en vous mettant en la présence de Dieu, et vous continuerez méthodiquement, allant de point en point jusqu'à la fin.

» Vous leur ferez comprendre ensuite que la *Rose mystique* est leur livre de méditation. Pour cela, vous prendrez un Mystère, par exemple celui de l'Ascension ; vous lirez les passages qui s'y rapportent dans les trois vies naturelle, eucharistique et mystique ; et vous leur ferez sentir combien il est facile de méditer cette vérité en l'envisageant à ce triple

» point de vue. Il ajouta : Ce que je vous dis, » c'est pour toute votre vie. » Sa phrase n'était point achevée que déjà, dans son humilité, il s'excusait d'avoir prononcé une telle parole. « Oh! » oui, j'en suis convaincu ! si une âme était assi- » due à méditer ainsi les mystères du Rosaire, » Dieu ne tarderait pas à la conduire à l'oraison » d'union.

» Conservez tous vos plans et la suite des idées; » vous me les montrerez. J'y tiens. »

Le Père était fatigué; il inclina la tête et me dit comme en commençant : « *Benedicite.* » Mais mon Père, repris-je, je suis venu pour vous demander votre bénédiction et non pour vous bénir : « Je n'ai pas la main droite libre; je ne puis pas. *Benedicite*, » et il s'inclina plus profondément.

Non-seulement il se préoccupait des prédications du Rosaire, mais encore il pensait aux âmes que Notre-Seigneur lui avait confiées, et ne pouvant pas lui-même continuer les relations de direction qu'il avait avec elles, il priait un Père d'envoyer de sa part quelque parole d'encouragement et de consolation à ces chères âmes affligées et délaissées. Un jour un Père lui proposa d'écrire à une de ses filles spirituelles. Cette proposition lui fit grand plaisir ; depuis il demandait souvent : « Avez-vous écrit ! écrivez » donc ! oh ! oui, écrivez donc ! Cette pauvre » petite âme !... — Que faut-il lui dire de votre » part ? — Dites-lui que nous sommes là tous » deux : l'un entre la vie et la mort, l'autre entre » l'espérance et la crainte.... Je ne sais plus..... » Dites-lui vous-même ce que vous voudrez, ce » que le bon Dieu vous inspirera. » Il s'informait souvent si l'on avait donné des nouvelles de sa santé à telle ou telle personne; et il était content d'apprendre que l'on avait satisfait ou prévenu en cela ses désirs.

Le jour de l'Assomption, après midi, le P. Maître des novices, pour faire fête à ses enfants, les conduisit tous ensemble près du malade : Celui-ci fut heureux de les voir réunis autour de son lit, leur fit l'accueil le plus aimable. Mais l'occasion était trop belle : comment devant une petite assemblée de 12 novices ne pas dire un mot de Marie ? Il leur adressa donc quelques paroles d'édification, puis, les prenant tous les uns après les autres, les bénit, et leur fit baiser sa sainte Vierge, leur recommandant de l'aimer toujours et sans mesure.

Toutes ces choses, ou à peu près, se passaient à Lyon. Nous allons maintenant entrer dans une nouvelle période de la maladie, plus intéressante encore que la première. Les vertus de notre cher Père, fruit de toutes les ardentes prières qui se faisaient pour lui, vont s'accroître et s'augmenter de plus en plus jusqu'à leur dernière perfection. Nous verrons dans les faits qui nous restent à raconter une confirmation de tout ce que nous venons de dire, mais particulièrement de son amour pour Jésus et Marie, et de ce zèle apostolique qu'il ne cessa de déployer jusqu'au dernier moment.

CHAPITRE V.

Voyage et retraite de Pélussin. — Seconde période de la maladie du P. Marie-Augustin.

L'excellente famille du P. Marie-Augustin avait fondé pour 5 ans une retraite préparatoire à la fête du très-saint et Immaculé Cœur de Marie, fête patronale de l'Archiconfrérie du même nom pour la conversion des pécheurs, érigée en la paroisse de Pélussin. Plusieurs fois les PP. Dominicains de Lyon avaient été appelés à remplir ce saint ministère, qui était naturellement et ordinairement le partage du P. Marie-Augustin. Déjà, les années précédentes il l'avait rempli avec fruit. Cette année, comme il devait prêcher à Fourvières l'Octave de l'Assomption, il ne pouvait se rendre aux désirs de sa samille, du pasteur de la paroisse; seulement il était convenu que, pour les dédommager, le P. Marie-Augustin viendrait pour la clôture des exercices, afin de se reposer ensuite quelques jours parmi les siens. Dieu en disposa autrement : la maladie vint déranger tous ses plans.

L'air insalubre du quartier des Brotteaux avait contribué pour une bonne part à lui faire contracter cette maladie, et les médecins avaient décidé d'un commun accord qu'aussitôt qu'il le pourrait, il ferait très-bien d'aller respirer l'air pur des montagnes de la Loire. Comme il n'y avait plus d'autre obstacle que la faiblesse de sa santé, on attendait le moment où il aurait assez de forces pour accomplir sans danger ce petit voyage. On espérait que le lendemain de l'Assomption il serait en état de supporter cette fatigue sans inconvénient ; et déjà dans cette prévision la famille avait disposé toutes choses. Le T. R. P. Provincial avait décidé que ce voyage ne se ferait que sous la responsabilité de deux médecins ; le P. Prieur de son côté avait fortement insisté près du médecin du Couvent pour l'engager à ne donner son assentiment que dans le cas où il n'y aurait aucun péril pour le cher malade; ne voulant lui-même consentir à son départ qu'à cette condition, et déchargeant complètement sa responsabilité sur la sienne. Le samedi 16, les deux docteurs tombèrent d'accord pour un départ immédiat du malade ; M. Viornery devait l'accompagner, et lui donner, en cas de besoin, les soins que réclamerait sa santé. Le P. Prieur informé par lettre de cette décision consulta son conseil, interrogea encore le médecin pour dissiper toutes ses craintes, et donna enfin son consentement; mais pour plus de tranquillité, il voulut accompagner lui-même le malade jusqu'à destination.

Nous avons dit dans quelle disposition d'âme était le Père lui-même au sujet de ce voyage : prêt à partir ou à rester, selon qu'on en déciderait, indifférent à tout. Quant à sa santé, elle paraissait ce jour-là avoir fait un pas de plus : la dyssenterie était passée; il avait repris quelque peu de force, et à voir son visage gracieux et coloré, on l'aurait jugé en pleine convalescence. Les préparatifs furent bientôt faits. A 10 heures du matin, une voiture bien garnie attendait les voyageurs dans le jardin du Couvent. Le cher Père porté comme un enfant sur les bras d'un frère robuste, descendit l'escalier de l'infirmerie, et appuyé d'un côté par le docteur Viornery, de l'autre par un Père, il put s'acheminer en marchant doucement le long du cloitre, jusqu'au jardin. Des Frères accouraient sur son passage, lui adressant de douces paroles, le félicitant de le voir ainsi, lui souhaitant bon voyage, prompte guérison et heureux retour. Que Marie vous accompagne! disait l'un; que vos bons Anges vous protègent! disait un autre — Oui, merci, priez pour nous, ne nous oubliez pas, répondaient les voyageurs. Tous l'embrassèrent tendrement. Il monta en voiture, et au bout de quelques minutes il quittait ce cher petit Couvent, où il avait passé 5 années en faisant le bien, mais, hélas ! pour ne plus le revoir. Notre-Seigneur, dans sa bonté, a voulu épargner à presque tous ses Frères les douleurs d'une cruelle séparation ; il a permis que ces touchants adieux ne fussent point empreints d'un caractère de tristesse et de deuil, mais qu'au contraire ils fussent pleins de joie et d'espérance. N'était-ce point pour nous faire comprendre qu'il ne fallait point pleurer sur cette séparation, mais plutôt nous réjouir, parce que notre bon Père, notre bien-aimé fils et frère, allait faire l'heureux voyage, non de la patrie terrestre, mais bien de la céleste patrie, où nous le retrouverons un jour, et bientôt, dans le sein de Dieu, dans le cœur de Marie. Que Dieu est bon lors même qu'il éprouve ! et comme il sait adoucir à ceux qui l'aiment les peines les plus sensibles !

Jésus et Marie furent bien avec nous pendant ce voyage à jamais mémorable. Après nous être recommandés à nos saints protecteurs, notre première pensée fut de demander au malade comment il se trouvait : — « Bien, très-bien. — La » voiture ne vous fatigue pas ? — Non, au » contraire... Ah ! qu'il fait bon respirer le grand » air ! il me semble qu'il y a six mois que je ne » suis sorti, et que j'entre dans un monde nou-

» veau. » Pauvre Père ! Il fut porté sur les bras du docteur dans une voiture de 1re classe, et installé commodément. Peu après le Père Prieur et Auguste, frère du malade, allaient les rejoindre — Le train se mit en marche ; il était plus de 11 heures. A peine étions-nous sortis des barrières, que jetant un regard sur la campagne : — « Oh! dit-il, voyez donc les belles » choses que le bon Dieu a faites! Ah! qu'il fait bon » contempler cette belle nature ! Que le bon Dieu » est bon, et que nous lui devons de reconnais- » sance pour tout cela ! » Nous ne restâmes pas long-temps seuls : des voyageurs montèrent, et le compartiment fut rempli. Il devenait plus difficile alors de parler : c'eût été du reste, à cause du roulement du train, de nature à fatiguer notre cher malade. Tout-à-coup il adresse au Père Prieur qui était à son côté cette question : « Avez-vous votre Crucifix ? — Oui. — J'ai » oublié le mien, voulez-vous me prêter le vô- » tre ! — Volontiers. — Il le prit, l'ayant baisé, il se pencha sur son oreiller, et mit le Crucifix tout près de sa figure pour le contempler tout à son aise. — Un moment après, se tournant vers le Père Prieur, il lui dit à voix basse : « C'est

» pour l'édification de ces personnes qui sont avec » nous que je fais cela ; nous sommes des reli» gieux, il faut montrer le bon exemple : cela » peut faire une bonne impression. » — Au bout de quelques minutes, il reprit : « N'est-on point » scandalisé de me voir mettre aussi à mon aise, » sur ces coussins et ces oreillers ? — Oh ! soyez » tranquille, on voit assez que vous êtes malade, » et personne ne peut s'en scandaliser. » Nous échangions de temps à autre quelques paroles pieuses. De son côté le bon docteur s'informait souvent de son état, et lui donnait quelquefois à sucer une petite tranche d'orange. Le malade se disait toujours très-bien ; mais plus occupé de son âme que de son corps, de Notre-Seigneur que de lui-même, il aimait à s'appuyer sur le côté et à considérer amoureusement son Crucifix, à s'entretenir avec Jésus crucifié dans le fond de son cœur. Aucun accident ne survint, sinon un léger malaise en sortant de Vienne : quelques gouttes d'éther le firent passer complètement. Mais quelque chose de plus sérieux ; nous menaçait ; c'était la pluie ; à l'arrivée du train aux Roches de Condrieu, où nous devions débarquer, elle commençait à tomber ; heureusement elle ne tombait pas encore assez pour incommoder le malade, que nous pûmes d'ailleurs préserver un peu : mais cinq minutes plus tard elle tombait par torrents, et si le train eût été en retard ou la pluie plus avancée, nous eussions été dans l'impossibilité de descendre sans compromettre une santé si chère. Que la divine Providence fut bonne pour nous en cette circonstance !

Après que la pluie eut cessé, et que le malade se fut un peu reposé, nous montâmes dans une très-bonne voiture, que M. Julien, maire de Pélussin, avait eu la bonté d'envoyer à notre rencontre. Cette seconde partie du voyage s'effectua comme la première. En entrant à Pélussin, on passa près de l'ancien cimetière — « C'est là, dit » le Père Prieur, que repose votre chère mère.» — » Oui, répondit-il, depuis quatre ans ; mais nous » avons un caveau dans le nouveau cimetière ; on » a le projet de l'y transférer ; si nous pouvons, » il sera bon de le faire pendant la retraite. » Pauvre Père, pauvre enfant ! C'était lui qui devait y précéder sa mère ; celle-ci l'appelait déjà du haut du Ciel pour partager auprès d'elle son bonheur et sa gloire.

La famille attendait avec anxiété l'arrivée de

notre cher malade. On était heureux de le recevoir, mais le recevoir dans un tel état était pour tous une peine bien sensible. Après un court intervalle on le porta dans son lit : « C'est-ici, dit-» il en entrant, c'est dans ce lit que je me suis » converti ; c'est dans ce lit que ma pauvre mè-» re est morte ; c'est ici que je dois mourir. » Et cependant il venait pour se guérir ! Ces paroles frappèrent douloureusement le cœur de ses bons parents ; mais la pensée qu'il se trompait en amortit le coup.

Il avait besoin de repos, ce cher Père, car le voyage l'avait réellement secoué et fatigué. Les soins les plus empressés lui furent prodigués ; c'était à qui aurait le bonheur de le servir. Cette première nuit fut bonne. Le dimanche matin, il se trouvait bien, très-bien selon-lui. Mais l'après-diner fut pénible : les potions qu'il avait prises le matin, en trop grande quantité sans doute, lui occasionnèrent une espèce d'indigestion ; le hoquet qui l'avait quitté, le reprit; son estomac fatigué ne pouvait rien supporter ; son état d'agitation et de souffrance était tel que nous ne l'avions pas encore vu dans ses mauvais jours de Lyon. Il dit lui-même après cette crise : « J'ai » cru un moment que j'allais mourir. »

Grâce à Dieu, la journée du lundi répara tout. Tous les symptômes fâcheux de la veille disparurent ; la prudence et la régularité avec laquelle on procéda dans l'administration des remèdes firent renaître avec le calme un bien-être général dans l'état du malade. La nuit suivante fut aussi très-bonne ; et le mardi matin le malade, quoique faible, était gracieux et épanoui. Son estomac supportait tout ce qu'il prenait ; la dyssenterie avait presque complètement cessé. « Nous sommes à flot, écrivait le Père Prieur ; il ne reste plus qu'à conduire tout doucement notre barque vers le port. Continuez toujours à prier, car le rétablissement sera long. » Que d'écueils cette pauvre barque devait rencontrer encore !...

Profitons de ce moment de calme pour jeter un coup d'œil sur la retraite. Cette retraite était l'objet de toutes les préoccupations de notre cher malade. Avant le départ, il avait dit au Père Prieur : « Vous savez combien cette retraite est sérieuse. Ces pauvres âmes ont si rarement ces secours extraordinaires qu'elles seront heureuses d'en profiter. Vous aurez une grande église, sans architecture, mais bien propre et décente ; on viendra vous entendre ; cette po-

» pulation a beaucoup de foi, beaucoup de cœur;
» elle est intelligente ; vous serez content. Si
» vous voulez, mon bon Père, le Père Damien
» sera chargé d'organiser la Congrégation des En-
» fants de Marie, il est bien au courant ; vous
» vous réserverez les instructions du soir, les réu-
» nion du Tiers-Ordre, le Rosaire perpétuel.
» Il y a un harmonium !... Vous ferez chanter
» des cantiques ; on aime tant la musique!
» tout ira bien. Vous me pardonnerez, n'est-ce
» pas, de vous dire tout cela; mais je connais le
» terrain, et je pense que vous ne trouvez pas
» mauvais que je vous donne tous ces rensei-
» gnements. » — « Merci, cher Père, merci ; nous
» ferons comme vous désirez; vous ferez la retrai-
» te avec nous ; vous offrirez vos souffrances et
» vos prières pour le salut de ces chères âmes,
» et vous y contribuerez plus que nous, car vous
» savez que ce ne sont pas les beaux sermons qui
» convertissent. » Le cher Père donna aussi ses petits avis au Père Damien au sujet de la Congrégation des enfants de Marie ; car cette Congrégation lui tenait à cœur par-dessus tout. « Il y
» a tant d'éléments de bien, disait-il, dans ces
» âmes ; il n'y a qu'à mettre une fois la chose

» en train; M. le Curé ou quelqu'un de MM. les » Vicaires n'auront plus qu'à continuer, et avec » la grâce de Dieu, cela marchera bien. » C'était donc là en ce moment son œuvre de prédilection : fonder dans sa paroisse natale une Congrégation des enfants de Marie. Cette chère Congrégation peut bien le dire avec vérité : elle est la dernière œuvre du Père Marie-Augustin; elle a été fondée par ses souffrances et par sa mort ; elle fleurira comme un lis toujours pur sur son tombeau. Quelle consolation pour elle ! Elle la ressent et l'apprécie sans aucun doute; elle y puisera des motifs de confiance, un encouragement, une garantie pour sa fidélité et sa persévérance.

La retraite s'ouvrit le dimanche à la Messe du Prône : « Mes Frères, disait le Père Damien à son » nombreux auditoire, ces années dernières » vous avez donné à nos Pères de grandes conso» lations par la manière dont vous avez profité » de la parole de Dieu : Cette année vous nous » en donnerez davantage encore, car nous som» mes venus trois pour nous dévouer à l'œuvre » de votre salut : deux pour vous enseigner les » vérités saintes, et un troisième, que vous con-

» naissez, et que vous aimez, pour offrir ses souf-
» frances, ses mérites, ses prières, afin d'attirer les
» bénédictions de Dieu sur notre ministère et sur
» vous. »

Cette retraite en effet fut bénie, selon les espérances que nous avions conçues. Le soir eut lieu la première réunion des jeunes personnes de la paroisse, et après une pressante allocution, deux cents d'entr'elles environ s'enrôlèrent sous la bannière de Marie. Avec quelle joie le cher malade apprit ce premier résultat! Quelques craintes cependant s'étaient manifestées sur la réussite de l'entreprise ; on entrevoyait des difficultés. Notre bon Père n'eut qu'un mot à dire, et sa parole persuasive dissipa tous les doutes, applanit les difficultés : « Ayons confiance en Marie, disait-il,
» elle arrangera tout. Comment ne travaillerait-
» elle pas à la réussite d'une œuvre qui est pour
» sa gloire, et qui, pour le présent comme pour
» l'avenir, doit entretenir l'esprit de piété envers
» elle, écarter les dangers auxquels la jeunesse
» est exposée, maintenir dans la vertu et la pra-
» tique de leurs devoirs une foule de jeunes per-
» sonnes, à la grande consolation de leurs fa-
» milles et de ceux qui les dirigent. On ne se figu-

» re pas quel bien peut procurer à une paroisse » une Congrégation bien tenue. » Cette confiance ne fut pas trompée.

Aux réunions suivantes, tout s'organisa comme par enchantement; un grand nombre de noms, furent inscrits à côté des précédents, et notre bon Père reçut avant de mourir cette consolation qu'il ambitionnait, de voir cette œuvre fondée dans son pays natal.

Il ne mettait pas un moindre intérêt à tout ce qui concernait la retraite elle-même. Son excellente sœur, sœur par le sang et par la religion, nous écrivait : « Vous n'ignorez pas, mon Père, combien il était heureux lorsqu'on lui disait que la retraite avait du succès, et qu'on se rendait en foule aux sermons du matin et du soir. Il était constamment inquiet de savoir si toute la famille était à l'Eglise pendant ces moments-là. « Il » suffit que tu sois seule auprès de moi, me di- » sait-il; il faut absolument que tous mes autres » parents se rendent exactement aux exercices de » la retraite, afin d'en profiter comme il faut. » Et c'est ce qu'ils observaient ponctuellement. Il nous demandait à nous chaque jour si nous étions satisfaits, et il prenait part à notre propre satisfaction. « Je vous le disais bien, il y a de la res-» source dans cette bonne population. » Bon nombre en effet faisaient, après une journée de travail, plus d'une lieue à pied pour venir et autant pour retourner dans leurs maisons, afin d'entendre la parole de Dieu. Tous les matins, avant de descendre pour l'exercice, le Père Damien lui demandait sa bénédiction; et le soir, le Père Prieur lui demandait ordinairement son avis sur le sujet de l'instruction, et il le lui disait avec une simplicité d'enfant. Il a donc pris une large part à la retraite, ce cher Père, comme un digne apôtre de Jésus-Christ et de sa divine Mère, une part que Dieu et ses Anges peuvent seuls apprécier, une part d'autant plus belle et plus riche qu'elle est plus cachée.

Revenons maintenant à la triste maladie. Nous étions tous dans la joie et la confiance le mardi matin; le soir nous jeta dans la consternation. Après midi, le malade était plus souffrant. Ce jour-là il se confessa; depuis son arrivée à Pélussin il ne l'avait pas fait, par discrétion sans doute, car le lundi il en avait déjà parlé au Père Prieur, sans cependant y donner suite. Il demanda aussi la sainte Communion; et M. Laurent, premier vicaire, voulut bien se charger de la lui porter. Il était convenu que ce serait après minuit et en viatique, car il y avait plus de 10 jours déjà qu'il ne l'avait reçue en cette forme. Il s'y prépara de son côté comme il avait coutume de le faire.

A huit heures et demie, après l'exercice du soir, le docteur Viornery était là ; il visitait très souvent le cher malade, et mettait en œuvre avec un dévouement d'ami et une habileté reconnue toutes les ressources de son art pour la conservation d'une santé qui lui était personnellement chère. Il trouva le malade fatigué : il y avait à craindre une inflammation du péritoine; quelques symptômes graves se faisaient déjà remarquer. Cependant il ne parut pas plus alarmé que les jours précédents. Une demi-heure après, le malade était plus mal. Vers 10 heures, une crise terrible se déclara : l'enflure du ventre l'empêchait de respirer ; il avait les yeux fixes, les traits tirés, la bouche constamment ouverte, le pouls excessivement faible et rapide. Nous le crûmes à l'agonie. Nous étions tous dans l'angoisse et l'agonie avec lui. Le Père Prieur lui appliqua les indulgences à l'article de la mort, et commença à réciter les prières des agonisants. Le pauvre malade n'en pouvait plus, il eut cependant assez de force pour dire d'une voix qui fut entendue de tout le monde: « De l'eau bénite ! » On était tellement saisi et surpris que personne n'y pensait. Il y avait encore en lui quelques ressources : le ton de voix avec lequel il demanda de l'eau bénite, les mouvements qu'il faisait pour se mettre dans une position plus commode, faisaient croire que la vie n'était pas encore éteinte en lui. On lui donnait les soins les plus empressés ; mais à peine pouvait-il avaler une goutte d'eau pure. Dire l'angoisse et la douleur de la pauvre famille, les larmes, les sanglots, le brisement de cœur, serait chose impossible. Cependant tout espoir n'était pas perdu; peu à peu la crise diminuait. Les Pères allaient et venaient, montaient et descendaient, consolant, par la nouvelle d'une petite amélioration, par un mot d'encouragement, ces pauvres âmes brisées par la douleur. Une heure se passe dans ces cruelles angoisses. Enfin, la crise se passa entièrement, et après cette terrible secousse, le calme reparut.

Nous avions désespéré de pouvoir donner le Saint-Viatique à notre cher malade : mais par un effet de la grâce divine et des prières qui se faisaient pour lui, il se trouva en état vers minuit de recevoir Notre-Seigneur. Il attendait sa venue avec de brûlants désirs. Selon l'usage de Lyon, le prêtre, avant de donner la sainte Hostie au malade, récite avec les assistants le *Te Deum*, le cantique d'action de grâces, tenant en ses mains le Dieu d'amour qui va se donner à sa créature. Le malade fixait d'un regard vif et tendre ce divin objet de ses désirs et de son amour; déjà il le mangeait des yeux. O bon Jésus ! vous seul pouviez apprécier les dispositions de son cœur. Vous nous dites que vous trouvez vos délices parmi les enfants des hommes : or il nous semble que vous avez dû entrer avec délices dans ce cœur si bien préparé, si bien purifié par la souffrance, et vous complaire d'y habiter pour l'unir plus étroitement avec le vôtre, et le fortifier dans les derniers combats !

Le reste de la nuit se passa sans nouvelle secousse, quoique cependant dans une grande agitation. La matinée du mercredi fut plus calme; mais, après l'alerte de la nuit précédente, pouvait-on encore beaucoup espérer? Humainement, non : presque tout espoir s'était évanoui. Dans la journée du mercredi, le malade eut des vomissements de bile très-abondants et très-pénibles. Le docteur n'en augurait rien de bon; car cette bile remontant dans l'estomac pouvait étouffer le pauvre Père. Il le sentait lui-même : « Cela ne peut aller loin comme cela, dit-il au » Père Prieur, je crains bien que cette nuit ne » soit la dernière. La très-sainte Vierge n'a pas » voulu de moi le jour de l'Assomption; mais » nous sommes encore dans l'octave. » Dans cette pensée il demanda à se confesser : ce qu'il fit avec les plus saintes dispositions. Le Père Prieur entrait dans ses pensées, car lui-même le croyait désespéré; il lui donna ses commissions pour le ciel, surtout pour la très-sainte Vierge, lui recommanda la sainte Eglise, son Ordre, ses Frères de Lyon, sa famille, ses enfants spirituels, l'œuvre du Rosaire; lui, de son côté, promit de s'en acquitter fidèlement lorsqu'il serait en présence de Dieu et de la Sainte-Vierge. Il donna les indications nécessaires pour qu'on fît célébrer un certain nombre de Messes qu'il devait acquitter lui-même. « Pour le Rosaire perpétuel » tout est bien en ordre. Bientôt, ajouta-t-il, nous » irons établir le Rosaire perpétuel *éternel* au ciel. »

sentiments étaient ceux que nous lui avons déjà reconnus, avec le surcroît de perfection que la continuité de l'épreuve y avait ajouté. « Rien » de bien extraordinaire, écrivait le Père Prieur » sous l'impression du moment; mais c'est une » patience qui ne se dément jamais, une obéis- » sance ponctuelle et même scrupuleuse aux or- » dres du médecin, un abandon complet à la » volonté divine, une union en état de victime avec » Jésus et Marie, que les soins qu'on lui donne » et la fatigue qu'il éprouve n'interrompent pres- » que jamais, une simplicité, une pureté d'â- » me qui redoute jusqu'aux apparences des » moindres fautes, une humilité profonde dans » l'anéantissement de lui-même : tout cela est » bien beau; c'est le signe le moins équivoque » de l'amour et de la perfection. »

Mais si humainement tout paraissait désespéré, la Sainte-Vierge était toujours là. On redoutait une crise comme celle de la veille. Heureusement la crise ne vint pas. L'absence d'événement grave était déjà un soulagement. Un membre de la famille émit alors une proposition qui fut agréée par tous, et aussitôt mise à exécution : c'était de faire une neuvaine à Notre-Dame de la Salette. On se rendit donc dans la chambre du malade, on lui fit part du projet qu'on venait accomplir, et il s'y associa de tout son cœur : toute la famille, parents, amis, entouraient agenouillés son lit de douleur. Le Père Prieur récita à haute voix les Litanies de Notre-Dame de la Salette; tous répondaient avec l'accent de la foi et de la confiance. Oh! si jamais prière s'est faite avec ferveur c'est bien celle-là. Les prières terminées, le Père Prieur donna à boire au malade quelques gouttes de l'eau de la sainte Montagne, et promit à la Sainte-Vierge d'en faire le pélerinage si elle nous rendait notre cher malade. Chose admirable! la joie et l'espérance s'emparèrent de tous les cœurs et rayonnèrent sur tous les visages. Autant la veille on était anéanti dans l'amertume et la tristesse, autant ce soir on était content et réjoui. La bonne Mère avait fait luire dans toutes ces âmes un rayon d'espoir, parti des profondeurs de son cœur maternel, pour adoucir le coup qu'on avait ressenti, et amortir celui qu'on devait ressentir encore.

A l'extérieur, c'était ce mélange d'actions de grâces et de nouvelles condoléances dont nous avons parlé. Les uns, avertis du départ du Père, chantaient *alleluia*, le croyant ressuscité; les autres, informés de son nouvel état, redoublaient leurs supplications et leurs vœux; nous recevions de tous côtés les lettres les plus contradictoires: un même courrier nous apportait à la fois des félicitations et des gémissements. Singulier mélange ! mais cependant bien en harmonie avec l'état des choses considéré au point de vue de la foi. Oui, nous avions à nous réjouir et à rendre grâces des saintes dispositions de notre bien-aimé Père, et de la mort précieuse qui lui était réservée; nous avions à pleurer aussi à cause de la perte qui nous menaçait, et des douleurs que nos cœurs ressentaient.

De son côté, il n'oubliait pas les personnes qui s'intéressaient si fort à sa santé, et lui donnaient tant de marques d'attachement et de piété filiale. Chaque jour nous lui faisions part de ce que ces mêmes personnes lui adressaient; il en était touché et reconnaissant, et nous priait de les remercier et de les bénir de sa part. Plusieurs fois, dans les rares moments où il le pouvait sans trop de fatigue, il se faisait lire les lettres qui étaient écrites à son sujet, ou qui lui étaient adressées, et faisait répondre par sa petite sœur, s'intéressant jusqu'à la fin au salut et à la consolation de ses enfants spirituels, sans en oublier aucun.

Cependant des symptômes alarmants n'avaient pas cessé. « C'est une maladie infernale, disait » le docteur ; quand un symptôme grave dispa» raît un autre lui succède. » La dyssenterie menaçait de revenir. Le pauvre malade était de plus en plus souffrant : à voir sa faiblesse, sa pâleur, sa maigreur, il faisait pitié : on ne lui aurait pas donné pour deux heures de vie. Par intervalles pourtant, une légère amélioration nous laissait quelque espoir de guérison. Ces alternatives de crainte et d'espérance persévérèrent jusqu'au samedi après midi. Le jour de l'octave de l'Assomption se passa dans cet état ; mais quelle différence entre ce jour et celui même de l'Assomption ! Autant alors nous étions proches de la santé, autant aujourd'hui nous approchons du trépas. Dans le courant de l'après-dîner, le malade se confessa. Le Père Prieur lui proposa la sainte Communion ; mais sans doute par discrétion il préféra attendre au lendemain : « Ce sera » pour la fête du saint Cœur de Marie, lui dit-il. » Et comme le Père Prieur insistait, lui disant de ne pas craindre de nous déranger, que nous lui rendrions bien volontiers ce service. « Non , dit- » il , je ne sais si je pourrais le faire. » Dieu sait quelle dure privation, quel sacrifice ce fut pour lui : il s'en ouvrit un peu plus tard à une personne qui l'assistait près de son lit pendant la nuit: « O mon enfant , lui dit-il, je brûle du désir de » recevoir notre Seigneur Jésus; je souffre cruel- » lement de ne pouvoir sati 'aire ce désir ardent. » Voilà ce qui me donne la fièvre. Ah ! c'est que » Jésus, Jésus est si bon pour ses pauvres enfants! » Aimez-le, aimons-le de toute l'ardeur de no- » tre cœur. » Comme dans ce moment il était très fatigué, cette personne lui faisait un peu d'air : « Cessez cela , lui dit-il aussitôt , je sens » que cela me fait du bien ; mais je dois m'en » priver , car un religieux doit être mortifié » constamment , et doit en donner l'exemple, » et moi au contraire, je vous scandalise par » mes immortifications. »

Il ne se doutait pas, le pauvre Père , dans son humilité qu'il était toujours , et pour tous ceux qui l'approchaient un sujet d'édification , et que personne ne se retirait d'auprès de lui sans être profondément impressionné et porté à la vertu.

Aussi ses paroles étaient-elles toujours plus empreintes de cet amour de Jésus et de Marie qui le consumait. « Ma bonne petite sœur, disait-il » quelquefois à sa chère Louisie, récite le Ro» saire, ou du moins une partie, car il y a si » longtemps que je ne puis pas le réciter; donne» moi le mien, afin que je puisse au moins le te» nir entre mes doigts. » Souvent encore il lui disait : « Confie-toi à Marie; donne-lui tout, » dépose tout dans son cœur de mère; tu n'en » seras jamais fâchée, tu y gagneras beaucoup; » j'en ai fait la douce expérience. » Un soir que son oncle, M. Auguste Chardon, était seul auprès de lui, pendant le sermon, il l'appelle et lui dit: « Oh! que Marie est belle! comme elle me re» garde avec amour! comme elle me sourit!... » Aimons, aimons Marie, et elle nous aimera » beaucoup. » Voyait-il réellement la Sainte-Vierge?... son oncle n'osa pas le lui demander, ses paroles semblent l'indiquer, et d'ailleurs il faisait trop obscur à ce moment pour qu'il pût voir à distance une image du saint Cœur de Marie, qui se trouvait à l'extrémité de la chambre en face de lui. Ce qu'on peut croire c'est que plus le cœur du petit serviteur de Marie se purifiait dans l'amour et la souffrance, plus aussi sa divine Mère devait se révéler à lui, et le combler de ses consolations et de ses caresses maternelles. Oh! certainement, Marie a dû lui adresser plus d'une fois quelqu'un de ces sourires pleins de grâces et de charmes qui ravissent les Anges eux-mêmes ! Il le méritait à tant de titres !

Le samedi, le dernier de sa vie, devait avoir lieu à deux heures une réunion des chefs du Rosaire perpétuel. Il était naturel d'aller lui demander ses instructions. « Cher Père, que faut-» il dire de votre part aux chefs du Rosaire? — » Exhortez-les à bien remplir leurs devoirs d'as-» sociés et de chefs ;... montrez-leur l'actualité » de l'œuvre, son actualité.... Dites-leur que » je ne les oublie pas, et que j'offre pour elles » mes souffrances et ma vie... » Il n'en dit pas davantage ; il était trop fatigué : nous prîmes congé de lui. Mais en descendant vers le lieu de la réunion, nous ne pûmes nous empêcher de nous communiquer la triste impression qu'il nous avait faite ; il avait sensiblement changé ; il portait sur ses traits l'empreinte de la mort ; son aspect nous avait frappés, consternés. Chemin faisant nous rencontrâmes le docteur qui montait; nous lui fîmes part de nos pensées, et le priâmes de nous dire lui-même le résultat de sa visite après la réunion.

Les chefs de sections étaient tous là, rassemblés chez leur chef de division. « C'est de » la part de votre vénéré directeur que nous » vous adressons la parole, leur dit le Père » Prieur : ce sont ses instructions, ses ordres » que nous sommes chargés de vous transmet- » tre, comme tenant ici sa place auprès de vous. » Vous les recevrez, nous n'en doutons pas, » avec d'autant plus de docilité, de respect et de » confiance que les circonstances sont plus gra- » ves; car, hélas ! le pauvre Père est sur la croix; » il est bien souffrant, et il faudrait que Marie » fît un grand miracle pour nous le conserver.

» *Soyez fidèles à votre devoir*, c'est sa première » recommandation; vous êtes chevaliers de Ma- » rie, vous faites sur la terre ce que les Anges » et les Saints s'estiment heureux de faire dans » le ciel : toujours ils veillent autour de leur » Reine et de leur Mère, ils la contemplent, ils » la vénèrent; ils la saluent, ils l'invoquent » pour leurs frères qui sont sur la terre; ils lui » rendent toutes sortes d'hommages, de louan-

» ges, de bénédictions, sans interruption, pen-
» dant toute l'éternité. Et Marie de son côté les
» écoute, leur sourit, les réjouit, les bénit, les
» exauce. Voilà ce que vous faites sur la terre :
» c'est un honneur insigne, c'est une faveur spé-
» ciale que Marie vous fait; et si vous êtes fidè-
» les à la saluer, à la contempler, à la louer, à la
» prier le Rosaire à la main, elle aussi sera fidèle à
» vous encourager, à vous bénir et à vous exaucer.
» — Mais vous avez un grade dans cette céleste
» Chevalerie. Par conséquent c'est à vous à mon-
» trer l'exemple de la fidélité, du dévouement
» à l'honneur et à la gloire de notre divine Reine;
» c'est à vous à stimuler par vos paroles le zèle
» de vos soldats ; c'est à vous à remplir les ca-
» dres de votre journée, afin qu'il n'y ait aucune
» interruption dans la prière; c'est à vous à rap-
» peler à vos associées l'heure sainte qu'elles doi-
» vent consacrer à Marie; c'est à vous à leur
» donner les instructions, les conseils nécessai-
» res pour bien remplir leur devoir. — Vous
» continuerez dans le ciel ce que vous aurez fait
» sur la terre, car Marie ne souffrira pas qu'un
» chevalier *fidèle* de sa Garde d'honneur tombe
» victime du démon et de l'enfer : mais ce serait

» une honte pour vous si vous alliez vous pré-
» senter devant votre Souveraine, avec des ca-
» dres mal remplis, des heures vides, des sen-
» tinelles mal instruites, mal gouvernées, in-
» différentes, sans cœur et sans courage. Vous
» risqueriez de n'être pas reçues avec faveur, de
» perdre votre rang et votre grade. Donc soyez
» fidèles, c'est la volonté de votre capitaine.

» *Montrez-leur*, nous a-t-il dit, *l'actualité de*
» *l'œuvre, son actualité.* Vous n'ignorez pas
» combien d'ennemis la très-sainte Vierge ren-
» contre de nos jours. Tous les ennemis de son
» Fils sont les siens, tous les ennemis de l'E-
» glise sont les siens. Ils sont nombreux et puis-
» sants. Ils composent une armée formidable;
» ils ont à leur disposition tous les moyens hu-
» mains possibles; ils sont organisés, ligués en-
» tr'eux d'une manière infernale pour tout per-
» dre, pour détruire de dessus la terre le règne
» de Notre-Seigneur Jésus et de sa sainte Mère;
» ils mettent tout en œuvre pour réussir. Et réel-
» lement, à considérer les choses au point de
» vue humain, la sainte Eglise, et en elle tous
» les vrais serviteurs de Dieu, tous les enfants
» de Marie sont à deux doigts de leur perte. Que

» ferons-nous donc dans cette terrible extrémité?
» Marie est insultée, il faut la venger; elle est
» menacée, il faut la défendre. Unissons-nous,
» armons-nous : unissons-nous, l'union fait la
» force, prenons les armes innocentes de la
» prière, plus formidables que les forces humai-
» nes; un *Ave Maria* a plus de force, croyez-
» le. qu'un boulet de canon : tirons ce glaive du
» Rosaire qui plus d'une fois a sauvé l'Eglise; et
» ne craignons rien. Par le Rosaire, Marie sera
» avec nous, et si Marie est avec nous, qui sera
» contre nous? Elle est terrible comme une ar-
» mée rangée en bataille. Il est impossible que
» les cent mille chevaliers qui composent sa
» Garde d'honneur, sans compter sa grande ar-
» mée, ne remportent pas la victoire.

» Indépendamment de ces circonstances pré-
» sentes, que de choses d'une actualité toujours
» pressante! Le torrent des iniquités grossit cha-
» que jour, et attire sur nos têtes les foudres du
» Seigneur; que de pécheurs à convertir! que d'â-
» mes en peines à consoler! que d'âmes tièdes et lan-
» guissantes à soutenir! que de vertus à deman-
» der et à obtenir! que de grâces particulières
» dont nous avons tous besoin! Et quoi de plus

» propre à faire contrepoids à toutes ces iniqui-
» tés, à obtenir ces précieux résultats que ce
» courant non interrompu de prières, que ces
» millions de voix qui s'élèvent à toutes les heu-
» res du jour et de la nuit aux pieds de Celle
» qui est la terreur de l'enfer, la dispensatrice
» de toutes les grâces, Marie ? Oui, l'œuvre est on
» ne peut plus actuelle, pour nous comme pour
» l'Eglise tout entière. Montrez-vous donc di-
» gnes de votre mission.

» Enfin votre cher Directeur vous dit : *J'offre*
» *pour vous, mes souffrances et ma vie.* Que ces
» paroles sont consolantes ! Elles sont tristes sans
» doute, mais de sa part pleines de générosité et de
» dévouement, et pour vous pleines de consolation
» et d'espérance. Vous savez tout ce qu'il a fait pour
» l'œuvre dont vous avez l'avantage de faire par-
» tie : il y a consumé ses forces, son temps, tout
» lui-même. Il lui manquait cependant une chose,
» c'était de souffrir et de mourir pour elle ; car il
» faut qu'elle reçoive la sanction de la souffrance
» et du sacrifice : la souffrance il l'offre, depuis
» trois semaines ; le sacrifice, Dieu en disposera
» selon son bon plaisir ; mais, de son côté, il
» est accompli ; et quelles actions de grâces ne
» lui devez-vous pas ?

» S'il est permis de comparer les petites choses
» aux grandes, vous comprendrez que c'est là aussi
» le sujet de vos espérances : Notre-Seigneur a
» prêché son Evangile pendant trois ans; il avait
» répandu ses bienfaits et sa parole dans la Judée
» seulement, et son royaume était à peine nais-
» sant, lorsqu'il souffrit et mourut pour nous
» sur une croix. Humainement tout était perdu;
» toute espérance s'était évanouie du cœur même
» de ses disciples. Eh! bien, cependant c'est la
» croix qui a sauvé le monde; c'est de ce mo-
» ment que le royaume de Notre-Seigneur s'est
» étendu par toute la terre, et que sa parole a
» éclairé et converti les nations. Hélas! si Dieu
» dans ses desseins nous enlève notre Directeur,
» ah! ne croyons pas que tout soit perdu. Ce
» sera au contraire le point de départ de l'exten-
» sion, le signal de la prospérité de cette œuvre
» magnifique. Il la continuera du haut du ciel
» avec plus d'efficacité, parce qu'il sera plus près
» de Celle qui en est le but et la gloire, la Reine
» des Anges et des hommes. Puis, les mérites de
» ses souffrances et de son sacrifice rejailliront
» sur vous; et non-seulement vous serez fidèles,
» mais vous vous multiplierez, vous augmente-

» rez en nombre et en ferveur, et vous réaliserez
» d'une manière plus complète et plus parfaite
» les heureux fruits dont nous parlions tout-à-
» l'heure.

» Courage donc, chers associés; retenez ces trois
» paroles que je viens de vous adresser : elles
» sont comme le testament d'un père mourant à
» ses enfants bien-aimés, car nous ne sommes
» ici qu'un faible écho de son cœur qui les a dic-
» tées; gravez-les dans vos propres cœurs, et
» qu'avec la grâce de Dieu et l'aide de Marie,
» elles y fructifient au centuple. Nous allons, au
» nom de tous les associés du Rosaire perpétuel,
» réciter les Litanies de la Sainte-Vierge pour le
» Père mourant. »

Les Litanies terminées, le Père Prieur donna à tous la bénédiction avec l'image de Marie, au nom de leur cher Directeur.

CHAPITRE VI.

Fête du très-saint Cœur de Marie à Pelussin. — Mort précieuse du P. Marie-Augustin.

Au sortir de cette réunion, les Pères retrouvèrent le docteur, comme il était convenu. « Vos » craintes ne sont que trop fondées, leur dit-il ; » à peine suis-je arrivé, que le malade a rendu » par trois fois une grande quantité de sang. » Pour peu que ces accidents se renouvellent, ce » sera fini. Désormais il est impossible que la » médecine fasse quelque chose. » Voilà donc encore une fois la sentence portée; et nous sommes à la veille de la fête du très-saint Cœur de Marie, à la veille de la clôture d'une retraite, faite sous les auspices de ce Cœur Immaculé. De deux choses l'une, disions-nous : ou Marie le guérira, ou elle le prendra ; si la fête se passe sans qu'il meure, nous avons encore bon espoir. Les Pères se rendirent au confessionnal, où une foule de pénitents les attendaient.

Une heure s'était à peine écoulée, qu'un jeune

enfant, cousin du malade, vint chercher de sa part le P. Prieur. Celui-ci accourt plein d'anxiété. Le cher Père voulait se confesser. Sa sœur et plusieurs autres personnes de la famille récitaient le Rosaire aux pieds de son lit. Après le premier chapelet, on laissa le malade seul avec son Père. Jésus et Marie étaient aussi avec eux. Il nous serait impossible de dire tout ce qui s'est passé dans ce dernier entretien. Nos lecteurs ne le sauront que quand les voiles du temps seront tombés, et que le grand jour de l'éternité luira sur ces mystères de foi, d'espérance et d'amour. Oh ! quelles grâces de contrition, de pureté, d'humilité, de vraie et parfaite charité, Marie sait donner à ses enfants bien-aimés, à cette heure suprême qui va décider de toute une éternité ! Quelle consolation, quelle joie d'y penser ! O qui que nous soyons, enfants de Marie, efforçons-nous de les mériter par notre fidélité, notre amour envers notre divine Mère. Plût à Dieu que nous eussions tous des dispositions aussi saintes ! Cette confession fut la plus longue, mais non pas la dernière. Lorsque tout fut terminé, le P. Prieur reprit la récitation du Rosaire, en faisant sur les mystères douloureux quelques réflexions analogues à la circonstance, et laissant les assistants continuer le dernier chapelet, il retourna au confessionnal.

Rien d'extraordinaire ne se passa dans le reste de l'après-dîner, sinon que le cher malade allait toujours en s'affaiblissant de plus en plus. Il conservait pourtant toujours la pleine possession de lui-même, et une grande lucidité d'esprit, un grand calme intérieur au milieu de ses souffrances. Sur ces entrefaites, un pauvre, malade à l'hôpital de la même maladie que notre cher Père, vint à mourir. Lorsqu'on lui fit part de cet événement il en parut affligé. La pensée de soulager cette âme le préoccupait tellement, que la nuit suivante il dit à sa sœur : « Il faut vite faire dire » une messe pour mon petit frère de l'hôpital » qui souffre en purgatoire. » Et comme elle lui fit observer que ce n'était pas le moment, il en parut surpris, et recommanda bien instamment que cette messe fût célébrée le plus tôt possible.

Le lendemain matin, jour de sa mort, il dit une belle parole pour une semblable occasion. On avait reçu depuis plusieurs jours une lettre de faire part, annonçant la mort de M. le curé de Notre-Dame-de-la-Riche, à Tours : cette lettre était restée sur une table sans qu'on y prît garde. Quelqu'un l'ouvrit, et lui fit part de cette triste nouvelle : il prit le papier de ses mains défaillantes, et parcourant de ses yeux mourants cette page de deuil : « Oh ! dit-il, tout ému, cela me » fait de la peine ; mais c'est un saint ; il est » mort le lendemain de l'Assomption, il a pris » ma place : si vous saviez quel homme c'était, » comme il aimait la Sainte-Vierge et le Ro- » saire !... »

Depuis que le jour de la fête du saint Cœur de Marie était commencé, il contemplait avec plus d'amour et d'attention le tableau placé en face de lui qui représentait ce Cœur Immaculé, sans oublier toutefois la petite statue dont nous avons parlé; il ne la quittait presque jamais, et lui donnait toujours les mêmes signes de vénération et de tendresse, mais avec un redoublement de ferveur et de piété.

Il était convenu que nous lui apporterions la sainte communion le lendemain de grand matin. Ce devait donc être pour lui doublement un grand jour de fête. Aussi s'attendait-il à mourir ce jour-là même: il le dit ouvertement au P.

Prieur, qui lui renouvela avec instances les mêmes recommandations que les jours précédents. Dans cette prévision, le malade s'informa s'il y avait à la maison un cierge béni du Rosaire ; il voulait qu'il fût assez gros, et en cire. Puis il dit au P. Prieur : « Mon bon Père, faites-moi remplir toutes les conditions qui sont marquées » dans la *Rose mystique* pour gagner toutes les » indulgences plénières à l'article de la mort ; » consultez le petit livre afin de n'en omettre » aucune. » Le P. Prieur le lui promit, et tint parole.

Le bon Père, se sentant près de sa fin, fit appeler quelques-unes des personnes qui lui étaient le plus attachées ; il leur adressait quelques douces paroles et les bénissait affectueusement, puis elles se retiraient les larmes aux yeux. Elles s'en souviendront longtemps, celles qui ont eu le bonheur de l'approcher dans ces circonstances solennelles ; sa bénédiction leur portera bonheur. Plusieurs profitaient de cette occasion pour lui faire toucher des objets de dévotion : « Vous me faites toucher des chapelets, des mé- « dailles, leur dit-il, comme si j'étais un évêque ; » je suis cependant le dernier des religieux. »

Vint enfin le moment où il devait recevoir le pain vivant dont il avait une faim si dévorante. Il fit préparer la chambre et le lit où il reposait d'une manière plus convenable que de coutume; et pendant que les deux Pères allaient chercher Notre-Seigneur, lui s'occupait intérieurement à préparer et à orner la demeure de son cœur pour le recevoir plus dignement. Ce divin hôte arriva, pour visiter une dernière fois son serviteur, son ami mourant, et l'introduire dans les tabernacles éternels. Mais avant de s'unir à son Dieu, il témoigna le désir de recevoir encore une nouvelle absolution de tous ses péchés, afin de purifier de plus en plus son âme. Ce désir satisfait, il reçut aussitôt des mains du P. Prieur, celui qui devait être sa force dans les derniers combats et sa vie pour l'éternité. Il entra ensuite dans un recueillement profond.

Les Pères rentrèrent bientôt après. Le malade paraissait tout absorbé et anéanti. Le P. Prieur l'ayant examiné de plus près, crut que le moment était venu de réciter les prières des agonisants. Nous lui en fîmes donc la proposition, et il l'accueillit avec joie, promettant de s'unir à nous de toutes les forces de son âme. Il reçut dans sa main gauche le cierge béni du Rosaire, il tenait de la droite la petite statue de Marie, son Crucifix suspendu à son cou reposait sur sa poitrine, son scapulaire, le cher habit de son Ordre, fut étendu sur lui ainsi que son Rosaire, ses trois autres petits scapulaires ne l'avaient point quitté. Alors que ce digne chevalier de Jésus-Christ et de sa sainte Mère fut ainsi préparé et armé, la petite assemblée se mit à genoux, et le P. Prieur commença les Litanies des Saints, auxquelles le P. Damien répondait ainsi que toute la famille en pleurs. Le malade suivait les prières avec attention; son âme pleine de vie, toute embaumée et pénétrée de la présence de son Dieu, semblait ranimer son corps débile. Lorsque toutes les prières furent terminées, après quelques instants de silence, rassemblant le peu de forces qui lui restaient, il s'assit à moitié sur son lit, et d'une voix faible mais très-intelligible, il dit : « Écoutez, écoutez ! (moment de suprême » attention !) Dieu nous a créés pour le connaî» tre, pour l'aimer et pour le servir. Ce doit » être là notre unique affaire en ce monde; tout » le reste n'est rien... Croyez-moi... ce n'est qu'à » cette condition que nous obtiendrons la vie

» éternelle. Je vous recommande donc de vivre » en bons chrétiens, si vous voulez mourir de » même. » Après une pause de quelques instants, il reprit : « Ecoutez ! j'ai encore une autre re- » commandation à vous faire : c'est d'aimer Ma- » rie (et en disant cela il levait de sa main » droite la statue de la Sainte-Vierge) : c'est » elle qui vous aidera à faire l'œuvre de votre » salut.... Oh ! que Marie est bonne !.... on ne » croirait pas combien elle sait récompenser » toutes les petites caresses qu'on lui fait, les » petits services qu'on lui rend : je l'ai bien » éprouvé. »

Toutes ces paroles étaient dites avec un accent de conviction, de pénétration que la circonstance rendait encore plus vif et plus solennel : nous étions tous émus jusqu'aux larmes, remués jusqu'au plus intime de nos cœurs. Oh ! qu'il était beau ce cher agonisant, prêchant, son cierge d'une main, sa madone de l'autre, sur son lit de mort comme du haut d'une chaire, l'amour de Dieu et de Marie à tous les siens ! Je ne sais s'il est possible d'être témoin d'un plus émouvant spectacle en ce monde ! Mais ce n'était pas tout encore. Le pauvre Père n'en pouvant plus était retombé sur son lit ; le P. Prieur lui dit alors : « Cher Père, vous vous fatiguez; dites-» moi à l'oreille ce que vous avez encore à dire; » je serai votre interprète. » Alors il reprit : « Je » demande pardon à mon père de toute la peine » que je lui ai faite.... quand j'étais petit (il » pouvait avoir 6 ou 7 ans) je ne voulais pas aller » à l'école, il fut obligé de m'y contraindre.... » Et ma mère ! ah ! elle n'est pas ici ! Je lui ai » fait aussi bien des fois du chagrin... Et je de-» mande aussi pardon à mon frère, et à ma » sœur, et à tous mes parents. » — Et tous ré-pondaient en sanglotant : « Oui, oui, nous te » pardonnons... » Puis il ajouta : « Dites aussi » que je demande pardon à toute la paroisse des » scandales que j'ai pu donner dans ma jeu-» nesse. »

Après un moment d'intervalle, le cher malade laissait échapper de son âme brûlante ces soupirs d'amour : « J'ai soif, j'ai soif de Jésus ! *Sitio* ! » j'ai soif de Jésus ! *Sitivit anima mea ad Deum* » *vivum !* Mon âme a soif du Dieu vivant. — Eh ! » mon enfant, lui disait le P. Prieur penché vers » lui, ne venez-vous pas de boire à la source de » la vie ? — Ah ! ce n'est pas assez : *Sitivit in*

» *te anima mea* : ô Jésus , mon âme a soif de » vous : *Quam multipliciter tibi caro mea* ; » ô combien ma chair vous désire ! » Un instant après il ajouta : « *Lætatus sum !.... in* » *domum Domini ibimus* : je suis ravi de joie : » nous irons dans la maison du Seigneur; » puis levant les yeux au ciel comme s'il fût ouvert pour lui : « Le ciel ! le ciel !!... Jésus ! Marie ! les » Anges ! » Et il levait ses bras défaillants, comme si quelqu'un lui eût tendu la main pour le tirer au ciel. « Au ciel , où sans présomption » j'espère aller, je prierai Dieu pour tous; je se» rai votre ange gardien; je n'oublierai personne. » J'y verrai... nos saints, nos frères... ma mère, » ma tante !... »

Après cette scène émouvante, où l'humilité du bon Père se manifestait dans tout son jour, et où ses transports de désirs et d'amour nous ravissaient tous, les parents vinrent les uns après les autres recevoir de lui un petit mot de consolation, lui donner un dernier baiser d'adieu. Après quoi il bénit toute l'assemblée , et en elle tous ceux qui lui étaient chers , avec la statuette de Marie qu'il ne quittait pas de la main. Quelle désolation dans tous ces cœurs ! quelle douleur !

quels déchirements ! Cependant ils étaient résignés ; ils acceptaient de la main de Dieu ce cruel sacrifice en vrais chrétiens : il était si manifeste que c'était une âme sainte qui allait prendre possession de la gloire éternelle ! Tous s'étaient réconciliés avec Dieu afin de se préparer à la fête de ce jour ; triste fête sans doute, féconde en larmes, mais féconde aussi en mérites et en fruits de salut et de bonheur pour l'éternité ! Que le Seigneur daigne les consoler selon l'étendue de leur douleur.

Tous les efforts faits par le malade dans ces pénibles scènes l'avaient réduit à un grand accablement : cependant le dernier moment n'était pas encore venu. Avant de quitter le lit de douleur, on récita le *Salve Regina*, la profession de foi, pour gagner les indulgences attachées à ces prières ; le P. Prieur suggéra au malade quelques actes pieux, le bénit et l'embrassa tendrement. Le P. Damien lui dit aussi quelques bonnes paroles et l'embrassa à son tour : après quoi les Pères se retirèrent pour prendre un peu de repos dont ils avaient grand besoin, ayant soin toutefois de recommander qu'au moindre accident on vînt les appeler.

Vers cinq heures, on nous appela; nous accourûmes en toute hâte. Le malade donnait des signes d'une plus grande souffrance, cependant ne paraissait pas encore à l'extrémité. Il disait parfois quelques paroles incohérentes: ce n'était pourtant pas un délire, et lorsqu'on l'interrogeait, il avait l'usage parfait de ses sens et de sa raison. Nous récitâmes les Litanies de la Sainte-Vierge et d'autres prières, auxquelles il s'unit dévotement. Le Père Damien descendit alors pour la cérémonie de la communion générale. Le P. Prieur resta près du malade, selon le désir que celui-ci lui avait exprimé. De temps en temps le P. Prieur lui suggérait des actes d'amour, d'offrande, d'immolation de lui-même en union avec Jésus agonisant, ou bien des actes de foi, d'espérance, de charité, de contrition : il les murmurait à l'oreille du malade, et celui-ci les répétait avec une simplicité d'enfant. Quand il témoignait son amour envers Jésus et Marie, il prenait son crucifix ou sa petite madone, et les couvrait des baisers les plus tendres. Souvent aussi le P. Prieur lui faisait prononcer affectueusement les noms bénis de Jésus, Marie, Joseph, Dominique, Augustin, Ste Catherine, Ste Rose.

Quelques personnes qui l'affectionnaient plus particulièrement vinrent le voir ; si la crainte d'être indiscrètes les empêchaient d'avancer, aussitôt qu'il les apercevait il leur faisait signe; elles s'approchaient alors et se recommandaient à lui. Il lui sembla une fois voir quelques-uns de ses frères (déjà précédemment il avait pensé être avec eux) ; alors il se prit à dire : « Laissez en-
» trer ces bons religieux. — Vous pensez donc,
» lui dit le P. Prieur, que nous sommes au cou-
» vent, vous avez oublié que nous sommes à
» Pélussin ? — Ah ! c'est vrai, reprit-il. — Tous
» vos frères voudraient bien être auprès de vous,
» car ils vous aiment tous. — Oui, je voudrais
» bien les voir, mourir au milieu d'eux ; mais
» le bon Dieu a permis que ce fût ici pour l'édi-
» fication de la paroisse... Oh ! dites-leur com-
» bien je les aime, que je pense à eux, que je
» m'offre pour eux... Je vous charge d'exprimer
» en particulier toutes mes tendresses filiales au
» P. Provincial. Je vous promets de vous assis-
» ter tous quand je serai dans le ciel, particu-
» lièrement les Supérieurs, le P. Provincial,
» vous, mon bon Père, le P. Sous-Prieur, et le P.
» Matthieu, vicaire du Couvent ; je serai votre

» ange gardien et je vous assisterai, dans tout
» ce qui sera de votre office; vous n'aurez qu'un
» signe à me faire, et je présenterai à la Sainte-
» Vierge toutes vos intentions. — Merci, cher
» enfant, merci pour eux et pour moi. Oh! oui,
» recommandez-nous bien à Marie : offrez-nous
» à elle, demandez-lui la grâce de bien l'aimer,
» de bien aimer Notre-Seigneur, et de bien ac-
» complir leur volonté sur la terre pour leur
» plus grande gloire. — Oui, soyez tranquilles,
» je vous mettrai tous dans son Cœur maternel. »
Le P. Prieur lui parla alors de quelques-uns de ses enfants spirituels auxquels il portait un intérêt plus particulier : « Dites-leur que je pense
» à eux, je prie pour eux, je ne les abandonne-
» rai pas, je leur donne ma bénédiction. » Un peu plus tard, il appela le P. Prieur : « Vous di-
» rez à telle personne que j'ai prié pour son
» frère, autrefois mon élève, afin qu'il soit bien
» sage. » C'était un témoignage d'amitié et de reconnaissance envers cette personne. On le voit, ce cher Père n'oubliait personne : la plus grande consolation que nous puissions avoir est de penser qu'il ne nous oublie pas dans le ciel, et qu'il remplit fidèlement sa promesse.

Non-seulement il n'oubliait personne, mais il prévoyait tout : « Mon bon Père, c'est vous qui » officierez, n'est-ce pas ? (il parlait de son enter» rement). — Oui, mon enfant, si le P. Provin» cial ne vient pas ; mais j'espère qu'il viendra » avec plusieurs Pères de Lyon et de Carpentras. » — Oh ! j'en suis content ! Vous prendrez les » beaux ornements... Ce n'est pas pour moi, vous » comprenez, mais c'est pour l'édification.... si » c'était pour moi, je vous dirais de faire officier » le dernier des novices, car je suis le dernier » des religieux... Je désire que la cérémonie se » fasse avec beaucoup de calme... » Puis quelques instants après, se tournant vers sa petite sœur, qui était de l'autre côté, il lui dit : « Vous me » mettrez dans une petite chapelle noire ; » elle comprit, la pauvre enfant, qu'il voulait parler de ce qu'il fallait faire après sa mort. « Mon Dieu » est-il possible ! s'écria-t-elle en sanglotant, il » veut qu'on lui fasse une petite chapelle noire. »

Il dit encore au P. Prieur : « Mon bon père, » soyez assez bon pour différer votre messe au» tant que possible, afin qu'aussitôt que je mour» rai, vous offriez le saint sacrifice pour le re» pos de mon âme, et que je reste le moins

» longtemps possible en purgatoire. — Oui, mon » fils, ce sera comme vous désirez. Est-ce que » vous craignez les jugements de Dieu ? — Oui; » mais j'ai confiance en Marie ; elle prendra ma » cause en main ; elle ne m'abandonnera pas. » Elle est si bonne !! » Après quoi les assistants s'étant éloignés quelque peu, il se confessa avec de grandes marques de repentir des plus légères fautes, et reçut une nouvelle absolution, ce qui le consola beaucoup. Il le fit encore une autre fois, un peu plus tard, sans que les assistants s'en aperçussent.

Un peu après, M. le Curé et MM. les vicaires vinrent le visiter. Il apprit avec beaucoup de satisfaction que la communion générale avait été très-nombreuse, qu'elle avait été offerte pour lui ; et que les nouvelles Enfants de Marie, au nombre d'environ 300, devaient être reçues solennellement par le P. Damien avant les Vêpres, que la plupart d'entr'elles seraient vêtues de blanc pour cette cérémonie, et que la Sainte-Vierge serait portée en triomphe à la grande Procession après les Vêpres. M. le Curé lui adressa quelques paroles d'encouragement, lui promit de prier pour lui à la Grand'Messe, et se retira après l'avoir béni affectueusement.

Cependant le mal progressait toujours : un nouvel accident contraignit le malade à se lever ; mais à peine rentré dans son lit, il tomba en syncope, sans mouvement, sans connaissance, respirant péniblement. Les doux noms de Jésus et de Marie prononcés à son oreille le trouvaient insensible. Nous crûmes que le dernier moment était venu ; c'était l'heure de la grand' Messe. Nous répétâmes de nouveau les prières des agonisants jusqu'à la fin : on lui tenait son cierge béni à la main. Le Père Prieur lui fit encore une fois l'application des indulgences plénières à l'article de la mort. Sur ces entrefaites on apporta une liqueur forte avec laquelle on lui fit des frictions aux tempes et au creux de l'estomac. On attendait avec une cruelle anxiété le dénouement de cette terrible crise. Au bout d'environ 10 minutes, le cher malade s'éveilla, comme d'un profond sommeil, poussant un grand soupir, et regardant d'un air de surprise tous ceux qui l'entouraient, surpris eux-mêmes et contents plus qu'on ne peut dire de le voir revenir à la vie.

Que se passa-t-il dans ce moment ? Le Père Prieur après quelques instants le lui demanda,

et reçut cette réponse accompagnée d'un doux sourire : « C'était une surprise.— O mon enfant,
» prenez courage, votre bonheur n'est qu'un peu
» différé. Encore un peu de temps, et les cieux
» vous seront ouverts : vous verrez Dieu, vous
» verrez Jésus et Marie, vous verrez les beaux
» Anges du Paradis, vous entendrez leurs con-
» certs ; ne les entendez-vous pas déjà ? Ils
» viendront au-devant de vous! — Oui, répon-
» dit-il, nous irons au ciel en musique... En at-
» tendant je suis sur la croix, et j'y resterai tant
» qu'il plaira à Dieu.—Oui, mais Notre-Seigneur
» vous dit comme il disait au bon larron : Vous
» serez *aujourd'hui* avec moi en Paradis. » — Il se mit alors à répéter les mêmes paroles que pendant la nuit: *Sitivit anima mea ad te, Deus* :
« mon âme a soif de vous, ô mon Dieu! Oh ! qu'il
» me tarde d'aller vers vous ! » Un membre de la famille entendant qu'il désirait mourir bientôt, « Eh ! lui dit-il, si tu demandais plutôt ta
» guérison, non pour toi, mais pour nous, la
» Sainte-Vierge te l'accorderait. » Puis s'adressant au Père Prieur : « Mon Père, si vous lui disiez de
» demander sa guérison ! » Par complaisance, le Père dit alors au malade : — « On désire que vous

» demandiez votre guérison ; dites, mon enfant : « Bonne Mère, guérissez-moi. » O vertu de l'obéissance poussée jusqu'à l'héroïsme ! Il répéta ces paroles avec la plus grande simplicité : « Bonne Mère, guérissez-moi. » Quel sacrifice ! le voilà à la porte du ciel, il n'a plus qu'un pas à franchir, et l'obéissance lui fait demander de rester encore sur cette misérable terre, où il souffre le martyre du désir des biens célestes. Il ajouta cependant : « O mon Père, je vous en prie, ne me » faites plus dire cela ; cela me fait trop souffrir : — » Mais on t'a défendu de demander de mourir ! — » Oui, reprit-il, mais on ne m'a pas défendu de » le désirer. »

Après cet incident, le Père Prieur lui fit renouveler des actes d'offrande, d'abandon comme auparavant : « Mon Dieu, répétait-il, je vous offre » mon cœur, mon esprit, mon âme, mon corps, » mes œuvres, ma vie, ma mort, en union avec » Notre-Seigneur Jésus-Christ, par les mains de » Marie, comme un holocauste, pour votre plus » grande gloire, pour la sainte Eglise, pour l'Or- » dre de saint Dominique, pour notre Province, » pour tous mes Frères, pour ma famille, pour » mes enfants spirituels, pour l'œuvre du Rosaire,

» pour toutes les intentions conformes à votre
» sainte volonté. »

Ou bien encore: « Mon Dieu, je crois en vous,
» j'espère en vous, je vous aime de tout mon
» cœur, de toute mon âme, de toutes mes for-
» ces, et mon prochain comme moi-même ; je
» vous demande le pardon de mes péchés, et la
» vie éternelle par le sang de Notre Seigneur Jé-
» sus-Christ, par ses mérites, et ceux de la bien-
» heureuse Vierge Marie. Ainsi soit-il. »

Ou bien simplement : « Jésus ! Marie ! Joseph !
» Dominique ! Augustin ! Catherine ! Rose...
» Amour à Jésus, à Marie ! à jamais. »

Une fois, après avoir fait quelqu'un de ces actes, le malade dit au P. Prieur: « Merci ! merci ! puis un moment après il ajouta : « Pardon, mon
» bon Père, pardon.— Et de quoi, mon enfant !
» C'est que j'ai dit *merci*, tout court, au lieu de
» dire: *Merci, mon Père*. Je suis si mal élevé !
» —O mon enfant, ne dites pas cela. Cela n'est pas
» vrai: — Que vous êtes bon, mon bon Père,
» de me faire dire souvent ces belles prières. Oh
» je vous aime bien, oui je vous aime bien ; je
» ne puis pas vous dire combien je vous aime,—
» Mon enfant, je ne le mérite pas ; mais priez

» pour moi, pour que nous aimions bien Jésus » et Marie, et que nous soyions unis en eux pour » toute l'éternité. — Oui, mon bon Père. ».

La matinée s'avançait: plusieurs personnes qui avaient attendu pour communier à la Messe du P. Prieur firent demander s'il ne la célèbrerait pas bientôt. Le Père consulta le malade, et lui dit : « Voilà qu'on demande si je dirai bientôt » la sainte Messe ; on attend pour communier, » que faut-il faire ? — O mon Père, répondit-il, » attendez encore ; le plus tard possible, s'il vous » plaît ; faites cela par charité pour moi : Si je » viens à mourir tout-à-l'heure, je n'aurais donc » pas de Messe aujourd'hui ! Attendre jusqu'à de- » main, c'est trop longtemps. » — J'attendrai tant » que vous voudrez, mon enfant. » Le Père Damien se trouvait là, récitant son Office ; nous convînmes alors que le Père irait donner la sainte Communion, et que la Messe se dirait plus tard. Mais un quart d'heure après on vint de nouveau dire que la chapelle de Virieu était remplie de monde qu'on comptait à avoir la Messe, et qu'il ne fallait pas faire trop attendre ces personnes, sans quoi elles pourraient manquer la Messe. Le P. Prieur alla de nouveau vers le malade et lui exposa le cas, puis il ajouta : « Rappelez-vous, mon » enfant, votre abandon total entre les mains de » Marie : C'est elle qui permet cette circonstance; » Elle ne permettra pas que vous en souffriez. — » Eh bien ! oui, mon bon Père, je m'abandonne » entièrement entre les mains de Marie; ce sera » selon votre volonté, réfléchissez-y ; dites-lui » une petite prière, et faites ce qu'elle vous ins- » pirera. » Après avoir fait ce que le malade lui suggérait, le P. Prieur se décida à aller de suite célébrer les saints Mystères. Il était près de 11 heures du matin; il ne paraissait pas probable que le malade dût mourir avant midi; et d'ailleurs le saint Sacrifice offert pour lui avant sa mort pouvait lui obtenir, en raison de son abandon à la volonté de Dieu, de ne pas passer par les flammes du Purgatoire, si toutefois il lui restait encore quelque chose à expier avant de mourir. La Messe était celle *du très-saint et immaculé Cœur de Marie*. Elle fut célébrée pour lui, et fut, selon toute apparence, la dernière qui fut dite à son intention pendant sa vie. Pendant ce temps, le malade commençait à entrer dans une sorte d'assoupissement. On lui faisait prendre quelques petites cuillerées d'eau ou de sirop, ou on

lui donnait à sucer un linge imbibé de cette liqueur sans qu'il sortît de son état de somnolence. Lorsque le P. Prieur descendit de la chapelle, midi sonnait ; il entra dans la chambre du malade pour voir où il en était ; celui-ci, se confondit en excuses de ce qu'il lui avait occasionné la fatigue de célébrer si tard, lui en demandant pardon : — Ne vous en inquiétez pas, mon en-
» fant; ce n'est rien, vous êtes tout pardonné : ce
» serait bien plutôt à moi à vous demander par-
» don. — Mon Père, ne me dites pas cela, reprit-il
» aussitôt, cela me fait de la peine. » Le P. Prieur n'en dit pas davantage, et comme on l'attendait, il descendit pour dîner. Un instant après l'Angelus sonna; alors une personne qui était restée dit au malade : « Mon Père, vous avez demandé il
» y a quelques instants quelle heure il était : il est midi, et on sonne l'Angelus : — « *Eh bien,*
» répondit-il, *mettez-vous à genoux, et récitez-le*
» *pour moi, car je n'ai plus la force de le dire.* »

Telle fut sa dernière parole. Saluez Marie, louez, invoquez Marie, honorez le mystère du Fils de Dieu fait homme ; cette parole résume la vie tout entière du P. Marie-Augustin ; elle est aussi l'expression de sa dernière volonté. Mettez-vous à genoux, et priez; la prière seule sera votre salut. — Et quelle prière ? La prière de l'Ange, — *Ave, Maria*. C'est Marie qu'il faut invoquer ; elle est notre unique refuge contre la colère de son Fils: *Récitez-le* à ma place, à mon intention; ne pouvant plus la dire de bouche, je la dis de cœur avec vous, en attendant que je la dise pendant toute l'éternité. O Père ! oui, nous nous mettrons à genoux, nous dirons notre *Angelus*, notre *Ave, Maria*, notre Rosaire ; nous le dirons, puisque telle est votre dernière volonté ; nous le dirons tant qu'il nous restera un souffle de vie, comme vous jusqu'à la fin ; nous le dirons en nous souvenant de vous qui nous avez si bien appris à le dire; nous le dirons ici-bas pour le redire ensemble dans l'éternelle Patrie.

Après avoir dit ces mots, et suivi cette belle prière, la dernière qu'il ait entendue sur cette terre, il s'endormit de ce sommeil dont nous parlions tout à l'heure. Pendant ce temps, il était l'objet de la conversation de ceux qui l'assistaient. « Il dort, disait-on; ce sommeil lui fera du bien; » il est calme et tranquille. Oh ! si Marie vou» lait nous le rendre ! C'est le jour ou jamais. » Et personne n'osait troubler son repos : on évitait même de lui faire prendre ses potions accoutumées; on humectait seulement ses lèvres légèrement, pour ne point le réveiller, et cependant le sustenter un peu. Que les pensées des hommes sont différentes de celles de Dieu ! La mort est aux portes, et ils croient encore à la vie !

Avant de descendre pour la cérémonie de réception des Enfants de Marie, les Pères montèrent près du malade. Il dormait toujours. Cependant peu à peu les extrémités se refroidissaient ; une chaleur factice le réchauffa, mais ne ramena pas la vie qui s'échappait par degrés. Le Père Damien descendit seul. Le P. Prieur resta près du malade, avec quelques membres de la famille. Vers deux heures, il prit congé pour aller prendre quelques instants de repos. Il n'était pas encore trois heures lorsqu'on vint l'appeler: « Mon Père, je crois que le malade va plus mal. » En effet, lorsque le P. Prieur arriva près de lui, il le trouva beaucoup plus oppressé; les mains étaient mortes et glacées, le pouls imperceptible : « Ah ! mes enfants, dit-il, jetons-nous à genoux, » et disons les prières des agonisants. » On disposa le cher mourant comme la nuit précédente;

une personne faisait de temps à autres quelques aspersions d'eau bénite sur le lit; le P. Prieur donna l'absolution *in articulo mortis* , réitéra l'application des indulgences et récita pour la quatrième et dernière fois les prières de la recommandation de l'âme : « *Partez de ce monde,* » *âme chrétienne, au nom de Dieu le Père qui vous* » *a créée: au nom de Jésus-Christ, Fils du Dieu* « *vivant qui a souffert pour vous: au nom du* » *Saint-Esprit qui a éte répandu en vous...* » Les sanglots étouffaient sa voix: tous autour du lit fondaient en larmes. Ces prières terminées, nous eûmes encore le temps de dire les Litanies de la Sainte-Vierge, le *Credo*, le *Salve, Regina*. Pendant les dernières prières, la respiration devint plus lente et entrecoupée, et à peine furent-elles terminées, qu'il poussa trois légers soupirs et rendit sa belle âme à Dieu, par les mains de Marie.

Le sacrifice est consommé ! O Jésus ! que votre volonté soit faite !... Il était un peu plus de trois heures : la cérémonie de réception des Enfants de Marie venait de se terminer, et on entonnait les secondes Vêpres du saint Cœur de Marie. Le saint Cœur de Marie, demeure de cette chère âme en cet exil, la devenait, nous n'en doutons pas, pour toute l'éternité. O heureuse et glorieuse demeure, qu'il nous soit donné de l'habiter un jour avec lui ! O cher et bienheureux Père, enfant et Frère bien-aimé, nous n'avons tous qu'un regret, c'est de ne point vous y suivre encore ; mais nous avons une consolation, c'est de penser que vous y êtes, et une espérance, c'est de vous y rejoindre bientôt.

Or le Père Marie-Augustin était entré dans la 33me année de son âge au mois de mai dernier, dans la septième année de sa profession religieuse, dans la sixième de son sacerdoce. Il était jeune encore et un bel avenir apostolique se présentait devant lui ; mais déjà il était mûr, et en ce peu de temps qu'il a vécu il a rempli de nombreuses années. *Consummatus in brevi, explevit tempora multa* (1).

A peine notre bien-aimé nous avait-il quitté, que le Père Damien rentra, s'associant à notre douleur, avec le regret de plus de n'avoir point reçu comme nous son dernier soupir : nous lui fermâmes les yeux, et immédiatement nous réci-

(1) Sap. IV. 13

tâmes les prières qui suivent le trépas, puis les Vêpres des morts.

Le Père Prieur devait faire le sermon de clôture de la retraite après les Vêpres : le temps était venu de descendre à l'Eglise. La foule était grande; à peine pouvait-on pénétrer par les portes encombrées de monde. On venait de terminer le *Magnificat*; le Père monta en chaire ; la circonstance avait fait le sermon : en voici la substance : « Mes Frères, c'est un grand jour de joie que celui-ci : vous avez assisté avec empressement et assiduité aux exercices de cette retraite ; la plupart d'entre vous ont eu le bonheur de la couronner par une digne et sainte Communion; pour vous spécialement, enfants de Marie, c'est un jour de sainte allégresse, car vous venez de vous jeter dans les bras, dans le cœur de la meilleure des Mères, en prenant aujourd'hui ses livrées, et en vous enrôlant au nombre de ses enfants de prédilection.

» Il ne faut pas cependant que la nouvelle que je viens vous annoncer diminue la joie de cette fête. Nous étions venus trois, vous le savez : l'un de nous, votre concitoyen, votre ami, votre parent, le R. Père Marie-Augustin, après avoir travaillé pour vos âmes en offrant pour vous ses souffrances, vient de rendre son âme à Dieu. Eh bien ! je le répète, si le sentiment de la douleur, si la perte sensible que nous éprouvons nous fait verser des larmes (1), néanmoins nous devons nous réjouir dans le fond de nos cœurs, et pour Marie, et pour lui-même, et pour nous.

» *Pour Marie*, mes frères, il importait sans doute à sa gloire d'exaucer les vœux de son serviteur, en l'appelant vers elle en ce jour, pour célébrer dans le ciel, mieux que nous ne pouvons faire ici-bas, toutes les grandeurs, toutes les amabilités, toutes les perfections de son Cœur immaculé. Il était bien digne d'une si bonne Mère de manifester ainsi sa tendresse et son amour envers un de ses enfants dont le cœur était uni au sien par les liens les plus étroits sur la terre.

» *Pour lui*, si Marie l'a appelé, c'est pour le glorifier lui-même selon ses mérites. Or, voyez, sans entrer dans le détail d'une vie si bien remplie, vous pouvez juger par vous-mêmes de l'arbre par les fruits qu'il a produits : Que de serviteurs n'a-t-il pas gagnés à Jésus et à Marie,

(1) Le prédicateur et l'auditoire fondaient en larmes.

que d'âmes n'a-t-il pas converties, consolées, encouragées ! Que de prières, que de Rosaires n'a-t-il pas dits et fait dire, particulièrement par cette œuvre du *Rosaire perpétuel*, qui réunit tant de milliers d'âmes à toutes heures du jour et de la nuit au pied du trône de la Reine du ciel et de la terre. Quelle moisson de gloire, que de brillantes couronnes ne doit-il pas remporter si Marie, comme nous l'espérons, lui a rendu toutes les couronnes de roses qu'il lui a décernées sur la terre! Ses vœux sont accomplis. *Il fait partie de ce Chœur privilégié qui chante les louanges de Marie pendant toute l'éternité.* Il nage dans la joie et les délices du cœur de sa divine Mère. Et c'est là, je le repète, le sujet de notre joie.

» *Pour nous*, mes frères, nous pleurons, et à juste titre : c'est un frère, c'est un fils, c'est un père, c'est un parent ou ami que nous avons perdu ; mais nous en avons la confiance, c'est un protecteur de plus que nous avons dans le ciel : si pendant sa vie il nous aimait tant, et nous voulait tant de bien, ne doutons pas qu'étant en possession du bonheur du ciel, il ne nous donne toujours de nouvelles marques de sa charité. Les exemples qu'il nous laisse sont aussi un précieux héritage ; sa vie et sa mort seront un enseignement, un encouragement continuel pour nous. Voyez, en effet, comment Marie traite ses serviteurs, comment elle leur rend, surtout à l'heure de la mort, tout ce qu'ils ont fait pour elle.

» Oh! marchons donc sur les traces de notre bon Père : donnons-nous, comme lui, entièrement à Marie : donnons-lui nos cœurs en ce jour pour qu'elle les rende semblables au sien en pureté, en humilité, en amour de Dieu et du prochain, en détachement de nous-mêmes et du monde ; et nous mériterons nous aussi, de mourir de la mort sainte et précieuse des enfants de Marie, pour aller ensuite nous plonger dans les délices de son Cœur immaculé dans le ciel. »

Après cette courte allocution, la Procession commença; l'émotion était trop grande pour que les larmes fussent taries et les chants joyeux. Cependant la cérémonie se fit avec ordre, avec calme, avec un recueillement d'autant plus grand qu'on était plus pénétré de l'événement qui venait de se passer. La bénédiction du Saint-Sacrement termina la retraite. Mais avant qu'on quittât le saint lieu, M. le Curé fit faire à toute l'assistance quelques prières pour celui qui était l'objet de tant de larmes et de regrets.

CHAPITRE VII.

Sépulture du R. P. Marie Augustin.

Pendant que toutes les cérémonies de la clôture s'accomplissaient, le Père Damien, aidé de quelques personnes de la famille, ensevelissait le corps du défunt : on le lava, on le revêtit de tous les habits de l'ordre et de l'étole sacerdotale. D'autres personnes, parents ou amis, préparaient avec des tentures dans un grand salon au rez-de-chaussée la petite chapelle noire que le Père avait demandée. Ce fut là qu'on le déposa en attendant la cérémonie des funérailles. Il était couché sur un lit funèbre ; les mains croisées sur la poitrine tenaient le Crucifix et le Rosaire entrelacé ; la statuette de Marie était placée debout sur son cœur, la face tournée vers la sienne; ses traits respiraient une paix profonde ; on remarquait même un léger sourire sur ses lèvres: il était plus beau qu'au dernier jour de sa maladie. Sa présence inspirait le respect et la vénération, et loin de se sentir repoussé comme à la vue d'un cadavre, on se sentait au contraire attiré vers lui comme près des reliques d'un bienheureux. Des cierges brûlaient constamment autour de son corps.

A peine fut-il déposé dans cette chapelle ardente, qu'il s'établit un concours de fidèles près de ce corps vénérable. Aussitôt la division du Rosaire perpétuel de Pélussin s'organisa pour faire la garde près de lui la nuit et le jour, en récitant le Rosaire. Dès le soir même elle était à son poste. Un chef de section commençait les prières après avoir énoncé le mystère, et les autres répondaient à haute voix avec un entrain et une ferveur admirable : la salle était trop petite, elle ne désemplissait pas. Ainsi ce cher et vénéré Père ne profita pas seulement pendant sa vie de l'institution de cette belle œuvre ; il en profita aussi dès le moment même de sa mort, en voyant ses enfants se réunir et se succéder sans interruption autour de son corps. Quoi de plus juste ! de la part des associés, ce n'était qu'un faible et légitime témoignage de reconnaissance. Si les autres divisions de la Garde d'honneur de Marie eussent été présentes, elles se fussent disputé l'honneur de remplir ce service; celle de Pélussin doit s'estimer heureuse d'avoir été choisie providentiellement pour rendre ce pieuxdevoir, au nom de toutes les autres, à leur commun Père.

Cependant la nouvelle de la mort du Père Marie-Augustin était arrivée à Lyon et dans tous les couvents de notre Ordre, à Marseille, à Poitiers, à Angers et ailleurs. Elle causa partout la douleur la plus vive et les regrets les plus amers. Que de larmes furent versées!! Dieu seul en connaît le nombre et le mérite; ce que nous pouvons dire, c'est qu'elles firent souffrir à bien des âmes un martyre inexprimable, dont le seul adoucissement était la pensée de son bonheur. Vouloir reproduire tous les sentiments qui nous ont été manifestés, et se traduisent encore chaque jour de mille manières, ce serait tenter l'impossible; nous ne pouvons faire autre chose que d'exprimer notre reconnaissance, et de dire avec la consolation qu'ils nous procurent combien nos regrets sont légitimes.

Laissons toutefois le Révérend Père Provincial exprimer ses propres sentiments; ce sont bien ceux de tous ses enfants: Il nous écrivait de

Schwiz : « Ai-je besoin de vous dire ce que m'a fait éprouver la dépêche de ce matin ? — Oui, je vous le dirai, car j'ai été plus calme et plus fort que je ne l'espérais. C'est un grand sacrifice que Notre-Seigneur nous demande. Je confesse que de ma vie mes entrailles n'ont été remuées aussi douloureusement qu'à l'occasion de ces perplexités. Mais Dieu nous avait donné ce cher Père, rendons-le lui. J'ai l'inébranlable confiance que plus est grand le sacrifice, plus aussi couvre-t-il des desseins d'une merveilleuse miséricorde à notre égard : nous n'attendrons pas longtemps pour nous en apercevoir. Je ne plains pas ce cher petit Père ; Marie l'a pris près d'elle. Je ne me plains pas non plus ; je pleure, parce que nous l'aimions. Ce qu'il y a d'inquiet dans le sentiment qu'on appelle la douleur se reporte maintenant vers vous. J'aurais voulu me reporter au milieu de vous aussi vite qu'était venue la dépêche ; mais le Nonce venait d'arriver au moment même ; nous nous sommes occupés des derniers travaux de la visite : si je puis, je tâcherai de partir demain matin... »

» Je vous embrasse, cher Père, et tous nos Pères avec un redoublement d'affection, vous exhortant au courage, à l'amour généreux qui sait tout sacrifier, à l'esprit de foi inébranlable, au recours à Marie qui vient de nous ôter un secours visible qu'elle est tenue de remplacer, en répandant dans nos cœurs la douceur de ses consolations. »

Dès le 25 au matin, les Pères et les Frères du Couvent de Lyon, avertis par une dépêche, se mirent en prières. Le Psautier se récita sans interruption pour le cher défunt: le soir même on dit au chœur l'Office des morts, et le lendemain matin on célébra le service solennel d'enterrement. Pendant ce temps, plusieurs Pères et Frères arrivaient successivement de Lyon et de Carpentras. C'était une vraie consolation de nous trouver tous ensemble près de ce frère bien-aimé que nous venions de perdre : il semble qu'une douleur est adoucie lorsqu'elle est partagée par un plus grand nombre; c'était aussi un soulagement pour la famille, plongée dans la plus profonde désolation. Aussitôt arrivés, les Pères et les Frères se succédèrent sans interruption pour prier près du défunt, ou plutôt pour le prier lui-même, pour s'entretenir encore familièrement avec lui (que de choses n'avait-on pas à lui dire!) pour respirer le parfum de ses vertus, pour méditer en sa présence sur les desseins impénétrables de Dieu vis-à-vis de nous, sur les vanités des choses de ce monde, sur l'amour de Jésus et de Marie, sur les joies d'une bonne mort, sur le bonheur du ciel : car du haut de son lit funèbre il prêchait à tous éloquemment dans le langage secret et intime du cœur toutes ces grandes et saintes choses, et bien d'autres encore.

La foule, de son côté, ne cessait pas d'accourir : la maison mortuaire était par moment littéralement assiégée. Cependant il n'y avait pas le moindre tumulte, pas le moindre petit désordre: ce n'était pas la curiosité, mais bien la piété, la reconnaissance, l'affection qui faisaient mouvoir tout ce peuple. Chacun s'approchait, jetait en silence de l'eau bénite, et priait selon sa dévotion, et se retirait plein de consolation, quelquefois après avoir baisé les pieds ou le scapulaire du défunt. On venait aussi des localités voisines, les enfants du Rosaire surtout.

Bon nombre de personnes de Lyon vinrent à leur tour : il ne fallait pas que celles qui avaient été les témoins les plus assidues des vertus du

Père Marie-Augustin, l'objet de sa sollicitude, de sa charité, de son zèle, fissent défaut en cette circonstance. Sans s'être entendues, elles se trouvèrent plus de cinquante autour de celui qu'elles pleuraient, auprès duquel elles venaient chercher des consolations. Douze d'entre elles ayant pris le dernier train, et n'ayant pas trouvé de voiture, furent obligées, quoique faibles et délicates pour la plupart, de faire à pied le trajet des Roches à Pélussin; il dura quatre heures de marche. Chose singulière! elles se sentirent visiblement assistées pendant ce voyage nocturne; elles étaient remplies de consolation, et s'acheminaient doucement, sans peur et sans fatigue, parlant des choses de Dieu, de leur bon Père, et s'arrêtant par intervalles pour prier ensemble. C'était, disent-elles, un vrai pélerinage.
« Je ne puis pas vous dire, mon Père, le calme
» de ce pélerinage, nous écrivait l'une d'elles;
» nous étions seules au milieu de la nuit, éloi-
» gnées de toute habitation, — rien que des
» montagnes, — et toutes calmes et sans crainte.
» Pour moi, je me reposais non-seulement avec
» calme, mais encore avec bonheur au milieu
» de la création : j'étais heureuse de ne plus

» entendre le monde, de ne plus voir le monde, » et d'être dans un doux et saint repos, sous les » yeux de Jésus et de Marie, et de notre véné- » ré Père; les saints Anges étaient avec nous : » quelle compagnie ! »

C'est prodigieux que la quantité de chapelets, d'images, d'objets de piété de toute sorte qu'on fit toucher au défunt; chacun voulait avoir un souvenir de lui : on aurait mis en pièces ses vêtements, si une défense expresse et une surveillance active ne l'eussent empêché. Malgré cela cependant, on parvint à enlever un morceau de sa chape. On n'eût pas été surpris de lui voir faire des miracles. Une bonne femme avait amené un enfant infirme ; elle le plaça à genoux sur une chaise près du corps, en disant : « Prie-le » bien, mon enfant; embrasse son scapulaire : » c'est un saint, il te guérira. »

Le soir du lundi, tous les Pères réunis dans la chambre mortuaire, récitèrent, près du corps exposé, l'office des morts, et chantèrent le *Salve, Regina*, et l'antienne à St. Dominique, que nous avons coutume de chanter tous les soirs à la suite de la Salutation de la Reine du ciel. Le P. Matthieu-Joseph passa la nuit près du défunt avec plusieurs personnes de la maison et la garde du Rosaire.

Les funérailles étaient fixées au lendemain, à 10 heures du matin. Nous attendions notre Très-Révérend et bien-aimé Père Provincial ; quelle consolation c'eût été pour nous de le voir présider cette sainte cérémonie ! mais comme on l'a vu, il ne vint pas.

Toutes les Messes de ce jour, comme celles de la veille, furent à l'intention de notre cher défunt. Vers 8 heures, les Pères se rassemblèrent de nouveau autour de lui pour réciter les prières prescrites par notre liturgie après la mort des Frères. Puis on disposa tout pour la cérémonie de l'inhumation.

Les désirs de notre bon Père furent satisfaits. Tout se passa avec le plus grand calme et avec beaucoup de recueillement. Les enfants de Marie vêtues de blanc ouvraient la marche du convoi en récitant le Rosaire ; venait ensuite le pensionnat et les religieuses de St-Charles, puis le Clergé : la plupart des prêtres du canton s'étaient empressés de venir rendre à leur confrère ce pieux devoir. Deux Pères remplissaient l'office de chantres, deux autres l'office de diacre et de sous-diacre ; le P. Prieur, assisté de M. le Curé, présidait la cérémonie. Deux autres Pères, aidés de plusieurs prêtres, portaient le corps du défunt; des amis tenaient les coins du poële; la famille suivait, et presque toute la paroisse faisait cortége.

C'était là sans doute l'image de ce qui dut se passer dans le ciel pour l'âme de notre bien-aimé Père ! Les jeunes vierges, enfants du Rosaire, vêtues de robes éclatantes de blancheur, vinrent à sa rencontre. Les Anges la portèrent en triomphe au milieu des saints prêtres, des saints et des saintes de son Ordre, qui lui faisaient escorte en chantant des cantiques de louange; enfin elle fut suivie de la foule innombrable des âmes auxquelles il a ouvert les portes du ciel, par ses prières, par ses pénitences et son ministère. Ainsi était-elle conduite vers sa demeure éternelle, vers le Cœur de Marie, sa Mère bien-aimée.

La Messe fut chantée avec toute la pompe possible, selon le rit dominicain La vaste église était remplie comme aux jours des plus grandes solennités.

Après la Messe eut lieu l'absoute, et le

convoi reprit sa marche dans le même ordre, en chantant le Psaume 117, dont les pensées étaient si bien en rapport avec la circonstance :

« Louez le Seigneur parce qu'il est bon, et que » sa miséricorde est éternelle. »

Oui, louons, bénissons le Seigneur : il est la bonté même; *sa miséricorde est éternelle* : elle ne cesse point d'être immense, infinie, lors même qu'il semble nous frapper et nous punir; car c'est pour mieux nous en assurer les fruits pendant l'éternité.

« Maintenant, Israël, dites qu'il est bon, et que » sa miséricorde est éternelle. »

Oui, *maintenant*, car c'est le temps où il vient de la faire éclater. *Israël*, famille du défunt, dites qu'il est bon, parce qu'il vous a donné un élu, un protecteur, un ange de plus au ciel et sur la terre.

« Maintenant, famille d'Aaron, dites que sa » miséricorde est éternelle. »

Famille d'Aaron, famille des prêtres de la *nouvelle loi*, c'est un de vos membres qui est allé s'associer dans le ciel au Pontife éternel. Bénissez donc le Seigneur, et confessez que sa miséricorde est infinie.

« Que tous ceux qui craignent le Seigneur
» disent maintenant qu'il est bon, et que sa mi-
» séricorde est éternelle..... »

Vous, enfants du Rosaire, vous, pécheurs convertis, vous, âmes justes dirigées et fortifiées par ce prêtre du Seigneur, vous tous qui que vous soyez, qui aimez le Seigneur, dites maintenant plus que jamais combien le Seigneur est bon, parce qu'il a récompensé le juste, parce qu'il a comblé ses mérites, en l'environnant d'une gloire immortelle ; il vous en prépare une semblable si vous le craignez et si vous l'aimez vous-mêmes.

« Il est bon de se confier au Seigneur plutôt
» que de se confier dans l'homme.

» Il est bon d'espérer au Seigneur plutôt que
» d'espérer dans les princes de la terre.

. . . .

» On m'a poussé, renversé pour me faire tom-
» ber, et le Seigneur m'a reçu dans ses bras. »

Aucune des adversités de la vie, aucune tentation, aucune épreuve ne l'a fait tomber dans l'abîme ; toujours son soutien et sa confiance étaient en Jésus et en Marie; abattu, secoué par la maladie. il ne s'est point plaint ni découragé; renversé par la mort, il s'est jeté dans les bras de Marie qui l'a reçu comme une mère, dans les bras de Jésus qui l'a embrassé comme un frère et un ami. Ah ! puissions-nous avoir nous-mêmes une semblable confiance !

« Je ne mourrai pas, mais je vivrai et je ra-
» conterai les œuvres du Seigneur... »

Ouvrez-moi les portes de la justice : une fois entré je louerai le Seigneur : les justes passeront par cette porte, c'est la porte du Seigneur.

» Je vous louerai, parce que vous m'avez exau-
» cé, et que vous êtes devenu mon salut. »

Je vous avais demandé de mourir, vous me l'avez accordé; de mourir bien purifié, je l'ai obtenu ; de mourir en faisant des actes parfaits d'amour, j'en ai fait sans nombre; de mourir en ce beau jour, vous m'avez exaucé; de faire partie du *Chœur* qui chante vos louanges, je chante dans l'assemblée des saints que vous êtes devenu mon salut pour l'éternité.

« La pierre que ceux qui bâtissaient ont reje-
» tée, est devenue la pierre de l'angle. »

« Ceci est l'œuvre du Seigneur, et c'est une
» merveille à nos yeux. »

Vous comprendrez ces paroles, vous qui savez les obstacles et les difficultés que rencontrent les serviteurs et les œuvres de Dieu ; mais vous verrez surgir des merveilles fondées sur cette pierre plus d'une fois rejetée, et ce sera l'ouvrage de la main du Seigneur.

« Ce jour est celui que le Seigneur a fait :
» tressaillons de bonheur et de joie en ce jour... »

Chant du jour de Pâques ! chant de triomphe, de résurrection ! Qui se serait attendu à le chanter un jour de funérailles ? Ah ! c'est que la mort pour les enfants de Dieu, pour les serviteurs de Marie, est la porte de la vie.

Cette hymne triomphale fut répétée plusieurs fois pendant le long trajet de l'Eglise au nouveau cimetière. Là, on déposa le corps sur le bord du caveau ; le Prêtre et ses ministres récitèrent de longues prières, pendant lesquelles le corps reçut une dernière bénédiction et un dernier encensement, et fut renfermé dans le caveau béni et encensé lui-même.

Seigneur, ayez pitié du pécheur ! Ce cri de miséricorde chanté par tous les religieux et les Prêtres, agenouillés sur le bord de cette tombe, comme un dernier adieu, termina les prières et les cérémonies ; et le convoi retourna à l'Eglise en chantant le Psaume *Miserere*.

La dépouille mortelle du Père Marie-Augustin repose donc dans sa patrie naturelle, près de ses ancêtres et de ses concitoyens. La divine Providence l'a ainsi ordonné, et c'est un bonheur, une gloire même, que ceux-ci sauront apprécier: c'est une grâce et une source de grâces dont ils sauront profiter. Un jour sur cette tombe ils déposeront le tribut de leur reconnaissance et de leur piété.

Mais il n'était point convenable que sa famille spirituelle, l'Ordre de saint Dominique, à qui il s'était donné tout entier, corps et âme, par des liens plus forts que ceux de la nature, fût totalement privée de cette consolation de posséder une partie de lui-même; il fallait aussi que cette chère maison de Lyon, sa patrie adoptive, celle que la volonté de Dieu lui avait assignée pour être le théâtre de ses vertus et de son zèle, fût enrichie de quelque portion de sa dépouille mortelle. Les parents de notre cher Père l'ont compris; ils ont acquiescé aux pressantes sollicitations qui leur ont été adressées à ce sujet, et ils ont consenti à céder au Couvent de Lyon le cœur de leur bien-aimé fils et frère. Qu'ils en soient dignement remerciés ! Tous ceux qui portent intérêt à la mémoire de celui qu'ils pleurent, applaudiront, s'en féliciteront, et les en remercieront avec nous. Il reposera donc parmi nous ce cœur si aimant, si aimable, et si tendrement aimé de son père et de ses frères, heureux de fondre en lui leur propre cœur, pour n'en faire plus qu'un avec lui: il reposera dans le béni sanctuaire de Marie, où il s'est donné, consacré tant de fois à sa divine Mère, où il a puisé et répandu les grâces de pureté et d'amour dont il était comblé. Au moins tous ceux qui l'ont connu et aimé auront un *mémorial* de ses vertus et de son amour pour Marie; et les générations futures, en le voyant, apprendront, elles aussi, à le vénérer et à l'imiter, à aimer Marie, et à se dévouer pour Elle.

Nous n'insisterons pas sur tous les témoignages de respect et de douleur qui nous ont été donnés par nos Frères de France, par nos Sœurs, par les associés du St-Rosaire, par une multitude de personnes. On peut en juger, du reste, par tout ce que nous avons dit à cet égard au sujet de sa maladie, en augmentant toutefois les proportions, et pour l'intensité des sentiments, et pour la multiplicité des témoignages. Nous n'ajoutons qu'un mot à cet égard. Bien qu'on ne connaisse pas encore les détails si édifiants de sa mort, la pensée générale est qu'il est bienheureux, et qu'il y a plus lieu de l'invoquer que de prier pour lui. Ce sentiment universel, aussi consolant que ces témoignages de condoléance eux-mêmes, ne pourra que se confirmer encore lorsqu'on saura combien il est fondé sur de solides vertus, sur de saintes dispositions et sur une mort précieuse. Cependant on ne s'est pas cru dispensé du devoir de la charité : on a fait célébrer des Messes en grand nombre, soit dans les couvents de notre Ordre, soit ailleurs; des services même solennels ont été célébrés dans la plupart des lieux où le Père avait exercé son laborieux apostolat; et les prêtres aussi bien que les fidèles, enfants du St-Rosaire, s'y sont rendus en grand nombre. On a prié, offert pour lui des communions; rien, en un mot, n'a manqué à cette manifestation de la charité, de la reconnaissance, de l'amitié, de tous ces sentiments qui honorent autant ceux qui les témoignent que ceux qui en sont l'objet.

O mon bien-aimé Père, il ne me reste en terminant qu'une prière à vous adresser. Je vous demanderais pardon d'avoir si mal retracé vos sentiments, vos paroles, vos vertus, vos mérites, si la dernière parole que vous m'avez dite dans votre humilité ne retentissait encore à l'oreille de mon cœur. Je ne vous demanderai donc qu'une chose, c'est d'obtenir la bénédiction de Marie sur ces lignes et sur ceux qui les liront ; c'est de les bénir vous-même, afin que tous puissent en retirer quelque sujet d'édification et quelque fruit de salut. Et pour moi, je vous adresserai cette parole des Cantiques : *Trahe me post te : curremus in odorem unguentorum tuorum*, tirez-moi après vous, nous courrons à l'odeur de vos parfums. *Tirez-moi après vous*, dans la carrière des vertus religieuses, de l'obéissance, de l'humilité, de la sainte pauvreté, de l'abnégation, de la pureté, de la mortification des sens et des passions, de la charité et du zèle apostolique, mais surtout de l'amour de Jésus et de Marie, dans lequel vous avez si admirablement excellé, et entraîné les âmes sur la terre: *Tirez-moi après vous*. Je suis si lourd, si appesanti, si gêné par mille obstacles, qu'il faut m'attirer fortement. Que le

(1) *Cant.* I. 3.

parfum de ces mêmes vertus que nous venons de respirer nous embaume toujours, nous console, nous réjouisse, nous fortifie, nous attire et nous presse, afin que nous puissions non-seulement marcher sur vos traces, mais courir à grands pas dans cette divine carrière. *Oh! tirez-nous après vous!* vous avez atteint, après avoir bien couru et combattu dans la lice, le but sublime auquel nous aspirons tous: vivre éternellement de la vie de Dieu, être plongé dans l'océan des voluptés divines, voir Marie de tout près, habiter dans son cœur maternel: *Tirez-nous jusque là*, tendez-nous la main, ô ange tutélaire; mettez d'avance dans ce Cœur immaculé de notre divine Mère notre âme, notre cœur, notre vie, nos sentiments, nos paroles, nos œuvres, tout nous-mêmes, afin qu'au dernier jour, nous aussi nous puissions y habiter et répéter encore avec vous ce cri d'amour: Vive Jésus! Vive Marie! dans les siècles des siècles. *Amen*.

TABLE DES MATIÈRES.

Roanne. — Imp. F.-A. FERLAY, rue du Collége, 9.

www.ingramcontent.com/pod-product-compliance
Ingram Content Group UK Ltd.
Pitfield, Milton Keynes, MK11 3LW, UK
UKHW020139200726
13856UKWH00003B/762

9 782012 486614